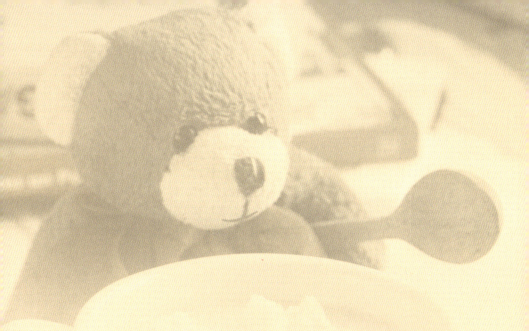

Que delícia de papinha!

Conselhos, receitas e trovinhas

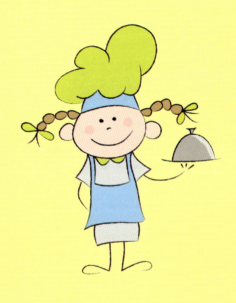

A. Guala • G. Cometto • A. Pellai • F. Festa

Que delícia de papinha!

Conselhos, receitas e trovinhas

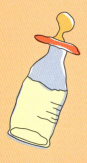

Dados Internacionais de Catalogação na Publicação (CIP)
(Câmara Brasileira do Livro, SP, Brasil)

Que delícia de papinha! conselhos, receitas e trovinhas / Andrea Guala...[et al.] ; [tradução Paola Baccin]. – São Paulo : Paulinas, 2014.

Outros autores: Giancarlo Cometto, Fiorella Festa, Alberto Pellai
Título original: Il libro delle pappe : lo svezzamento, consigli, ricette e filastrocche
ISBN 978-85-356-3625-3

1. Bebês – Culinária 2. Crianças – Culinária 3. Culinária 4. Receitas I. Guala, Andrea. II. Cometto, Giancarlo. III. Festa, Fiorella. IV. Pellai, Alberto.

13-09101   CDD-641.5637

Índice para catálogo sistemático:
1. Receitas : Culinária para bebês e crianças : Economia doméstica 641.5637

Título original da obra: *Il libro delle pappe – Lo svezzamento, consigli, ricette e filastrocche*
© Edizioni San Paolo s.r.l. – Cinisello Balsamo (MI), 2008.

1ª edição – 2014

Direção-geral: *Bernadete Boff*
Editora responsável: *Andréia Schweitzer*
Tradução: *Paola Baccin*
Copidesque: *Simone Rezende*
Revisão técnica: *Dr. Carlos Eduardo Corrêa (Cacá), Pediatra*
Coordenação de revisão: *Marina Mendonça*
Revisão: *Sandra Sinzato*
Gerente de produção: *Felício Calegaro Neto*
Projeto gráfico: *Manuel Rebelato Miramontes*
Capa e diagramação: *Telma Custódio*
Fotos: *© Viktorija – Fotolia.com (Capa)*
Ju Vilas Bôas (p. 53)
photoxpress.com; sxc.hu

Nenhuma parte desta obra poderá ser reproduzida ou transmitida por qualquer forma e/ou quaisquer meios (eletrônico ou mecânico, incluindo fotocópia e gravação) ou arquivada em qualquer sistema ou banco de dados sem permissão escrita da Editora. Direitos reservados.

Paulinas
Rua Dona Inácia Uchoa, 62
04110-020 – São Paulo – SP (Brasil)
Tel.: (11) 2125-3500
http://www.paulinas.org.br – editora@paulinas.com.br
Telemarketing e SAC: 0800-7010081
© Pia Sociedade Filhas de São Paulo – São Paulo, 2014

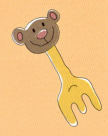

Apresentação

Nascemos "gastronautas" ou nos tornamos "gastronautas" – ou seja, um explorador do desconhecido na culinária e apreciador da arte gastronômica?

Ao ver uma criança às voltas com suas primeiras papinhas, observando a colher como se fosse um objeto vindo de outro planeta, degustando um alimento macio, procurando descobrir que sabor tem e depois pedindo mais... Bem, acho que podemos nos tornar verdadeiros gastronautas desde pequenos.

Assim como o gastrônomo (ou gastronauta, como prefiro chamar o especialista em prazeres culinários), o bebê está sempre à procura de novas experiências. Observa os pais enquanto eles comem; estuda a comida que a mamãe lhe oferece, examina-a, toca-a, utiliza seus sentidos para descobrir o que tem ali no prato. Seus primeiros contatos com o alimento são pura e simples brincadeira. Não nos surpreende, portanto, que, antes de começar a comer a sua papinha, ela seja amassada com as mãos, levada do prato ao copo e, misturada à água ou ao suco, assim saboreada... Deixar a criança livre em suas experiências é o melhor modo para aproximá-la, cada vez mais, de novos sabores.

É justamente nas primeiras fases de desmame que os pais têm a possibilidade de indicar ao seu bebê o caminho do "comer bem", incluindo, a cada dia, novos sabores na sua dieta. Desde pequeninas, as crianças revelam as próprias preferências. Lembro que minha filha mais velha, durante dois anos rejeitou, categoricamente, o risoto. Variávamos as preparações, os ingredientes, mas, depois da primeira colherada, ela se recusava a comer! A mudança aconteceu quando lhe propusemos um risoto *cor de laranja*. Sim, um risoto de abóbora com queijo parmesão. Ela não conseguiu resistir: bateu palminhas, comeu tudo o que tinha no prato e no fim quis repetir.

As cores e os aromas conquistam tanto as crianças, quanto os adultos. Além deles, as formas também são importantes. Muitas crianças amam ervilhas. É claro! São engraçadinhas, pequenas e redondas... pegá-las uma a uma com os dedos e colocá-las na boca é uma brincadeira muito divertida! E o ovo cozido? Tem uma forma esquisita, branco por fora e amarelo por dentro! Mágico!

Este livro propõe às mamães e aos papais, experientes ou de primeira viagem, a possibilidade de oferecer a seus filhos pratos novos e estimulantes ao paladar, sempre respeitando as exigências nutritivas das crianças. Apresenta sugestões para que, a partir dos primeiros meses de desmame, a cada dia, sejam introduzidos novos ingredientes, de modo a proporcionar pratos saborosos desde a primeira papinha. Aos pequenos pesquisadores do sabor, não são mais oferecidas papinhas sem graça e sem gosto, mas *Papinhas*, com "P" maiúsculo. Essa é a melhor maneira de ensinar as crianças a desenvolver a curiosidade em relação à comida. Provar, descobrir e experimentar as ajudará a criar um senso crítico ao longo do tempo e as preparará para novas experiências culinárias.

Desde pequeno eu já adorava alguns pratos típicos da culinária regional italiana, como a *ribollita*, uma sopa a base de feijão branco e repolho; a *pappa al pomodoro*, um cozido de pão e tomates em caldo de carne, com azeite e manjericão e o *pancotto*, pedaços de pão cozido em água e temperado com azeite e sal. Até hoje, quando fecho os olhos, consigo sentir, mentalmente, o sabor daquelas receitas preparadas pela minha avó e pela minha babá, Fortunata, a verdadeira culpada por minha paixão pela comida. Que alegria! Que maravilha quando me apresentavam aqueles pratos!

O mundo da culinária está indissoluvelmente ligado aos nossos sentidos, emoções e sensações e, também, às nossas lembranças, gravadas na memória. Viver bem a aventura culinária significa estar prontos a empreender qualquer viagem e a enfrentar qualquer nova descoberta.

Davide Paolini
Jornalista, especializado em gastronomia

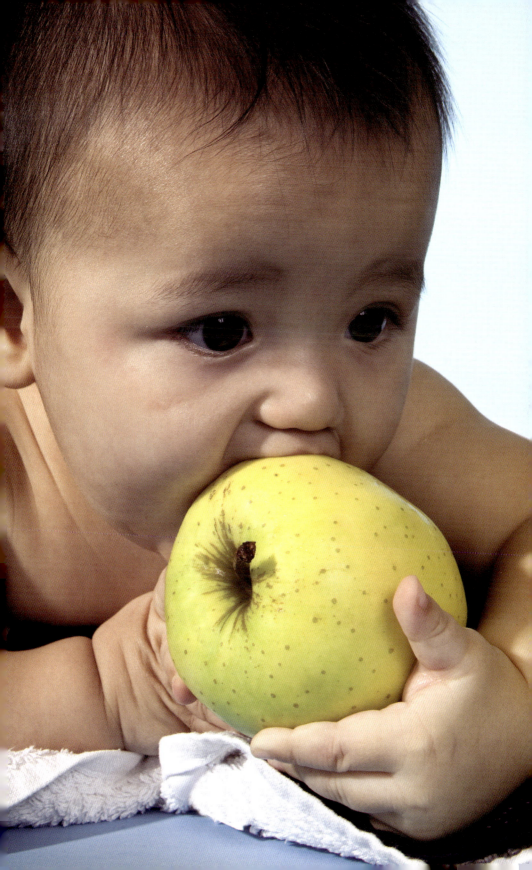

Aos pais

Pediatras relatam que, muitas vezes, durante as consultas de crianças com cerca de um ano de idade, a mamãe comenta que a criança não quer mais comer as papinhas e procura, com curiosidade, colocar na boca a comida que pega do prato dos pais. "Que tipo de alimento diferente eu posso oferecer ao meu bebê? Algo saudável e que o faça crescer forte e com saúde!"

A ideia que deu origem a este livro nasceu desses frequentes questionamentos das mamães, e seu laboratório foi o nascimento de três garotões, com um pequeno intervalo entre um e outro, que quiseram testar os conselhos alimentares que o pai deles, pediatra, dava aos filhos dos outros. Foi um início notável, porque a mamãe amamentou os três no seio por muitos e muitos meses, acostumando-os, assim, a todos os sabores e perfumes que a sua própria alimentação transmitia ao leite. O resto foi resultado da inata curiosidade dos pequenos que, entre caretas e uma regurgitação e outra, começaram a comer de tudo... e continuam assim até hoje. A imaginação da *mamãe-chef* foi criando novas receitas, testadas, também, por outras famílias. Algumas delas foram "roubadas" das vovós, das amigas ou de revistas, mas todas foram executadas com amor e provadas por nossos filhos.

Um salto de qualidade foi a transformação do livro de receitas em um instrumento técnico, disponibilizado não apenas para as famílias, mas também para os refeitórios de escolas de educação infantil de nossa região. Giancarlo Cometto, *chef* e professor de Culinária, apaixonou-se pela ideia. Ele que, durante toda a sua carreira, cozinhou e formou cozinheiros para adultos, começou a analisar e a provar as receitas. Primeiramente, na Escola Técnica onde leciona, mais tarde, organizando um curso para cozinheiros das escolas de educação infantil e, por fim, enviando seus alunos às escolas para cozinharem e prepararem os pratos para as crianças. Foi um enorme sucesso!

Por último, o doutor Alberto Pellai acrescentou o seu toque pessoal. Trouxe um sopro de alegria, com suas trovinhas, e de profissionalismo, com seus conselhos sobre o desenvolvimento físico e psíquico da criança, fundamentados por uma enorme bagagem cultural e filtrados pelo bom senso prático. Seus três filhos, menores que os meus, também testaram as receitas e o resultado comprovou que fizemos um bom trabalho.

Agradecemos à Secretária Municipal de Gattinara, Giovanna Platini, e ao Secretário da Província de Vercelli*, Carlo Riva Vercellotti, por terem acreditado nesse projeto e por terem nos ajudado a realizá-lo.

A todos, portanto... Bom apetite!

Andrea Guala
Médico Pediatra

---

* O presente volume foi utilizado, em sua primeira publicação, pelo programa de educação alimentar no território da Província de Vercelli, na Itália, aos cuidados da Secretaria de Políticas Sociais.

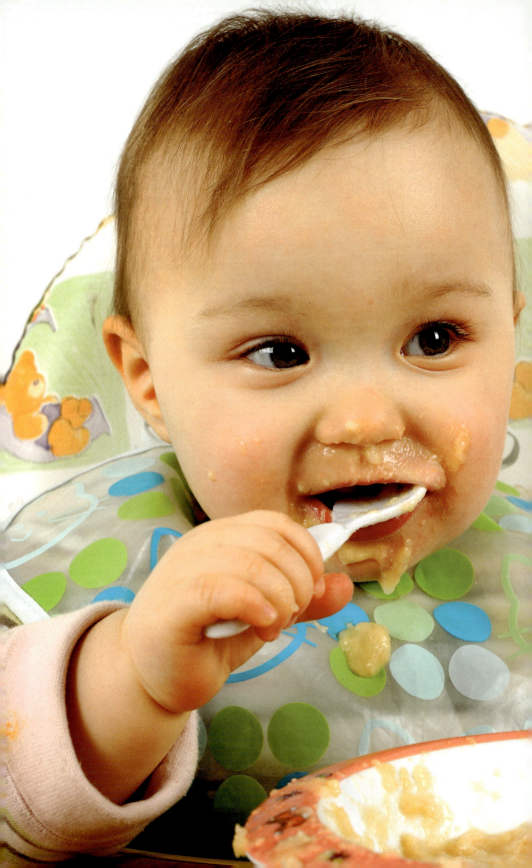

Sumário

DESMAME

1. Perguntas e respostas 14
2. Aspectos psicológicos para a mãe e o bebê 20
3. Dez emoções que caracterizam o desmame 28

A PAPINHA

1. Dos 6 aos 9 meses 42
2. Dos 9 aos 12 meses 54
3. A partir dos 12 meses 70

REFEIÇÕES COMPLETAS

1. Pratos principais à base de massas e arroz – fonte de carboidratos 90
2. Pratos principais à base de carnes, peixes e ovos – fonte de proteínas 106
3. Sobremesas 122

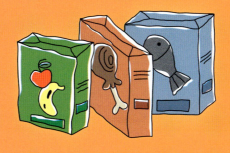

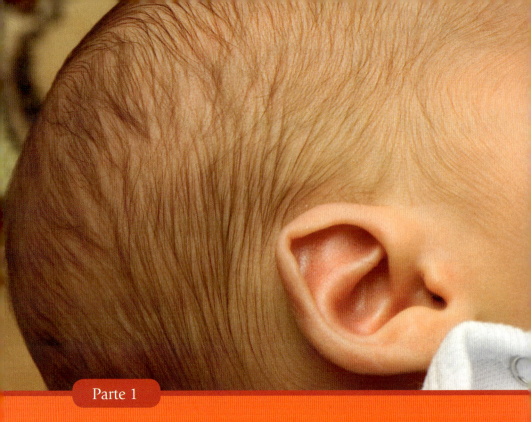

Parte 1

Desmame

1. Perguntas e respostas
2. Aspectos psicológicos para a mãe e o bebê
3. Dez emoções que caracterizam o desmame

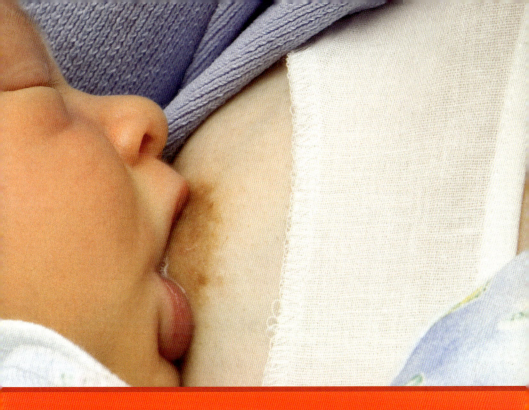

O leite materno é um alimento completo, com todos os nutrientes e sais minerais que o bebê precisa. A recomendação do Ministério da Saúde, da Organização Mundial da Saúde, da Sociedade Brasileira de Pediatria e da Academia Americana de Pediatria é de que a amamentação seja exclusiva até os 6 meses de vida e complementar até os 2 anos de idade, tendo em vista os inúmeros benefícios tanto para a mãe quanto para o bebê.

No entanto, há casos em que não é possível levar a amamentação adiante, seja porque a rotina ou a capacidade física e/ou emocional da mãe a impossibilitam, seja porque o bebê dá sinais de que chegou a hora do desmame.

Como saber a hora certa e como proceder ao desmame sem sofrimento? Estas e outras perguntas serão respondidas a seguir!

A Editora

1. Perguntas e respostas

O que é desmame?

O leite materno é um alimento completo, que não precisa de nenhuma complementação durante os primeiros 6 meses de vida do bebê. A Organização Mundial de Saúde (OMS) aconselha a amamentação exclusiva durante os primeiros 6 meses de vida.

A introdução de alimentos alternativos ao leite na dieta é definida como desmame e faz parte do processo normal de desenvolvimento fisiológico e psicológico da criança. Ainda que haja um aparente rompimento de vínculo, representa um dos muitos momentos de interação entre mãe e filho, um caminho que deve ser percorrido com respeito mútuo.

Do ponto de vista alimentar, o desmame consiste na inclusão, na dieta da criança, de alimentos de maior complexidade digestiva. Normalmente, a quantidade total de gorduras diminui e aumenta-se a inserção de açúcares complexos. Ocorre, também, uma variação qualitativa no aporte proteico, com aumento da introdução de ferro, e o nascimento dos dentes permite a inclusão de alimentos mais consistentes.

Por que desmamar?

Com o passar dos meses, a quantidade de calorias e nutrientes do leite vai se tornando insuficiente para satisfazer as necessidades metabólicas e energéticas do bebê. Para evitar carências nutricionais, torna-se indispensável, portanto, integrar o leite a outros alimentos na dieta cotidiana do lactente. O desenvolvimento neurológico e psicológico levam a criança a ficar mais atenta aos estímulos externos e a ter atitudes mais autônomas em seu comportamento. O oferecimento de alimentos pastosos e a utilização da colher e do copo terão um apelo fundamental em seu crescimento.

Quando desmamar?

Propor ao bebê alimentos alternativos ao leite antes dos 5 ou 6 meses de vida geralmente traz mais desvantagens do que vantagens. A introdução precoce de alimentos que podem provocar uma reação em crianças geneticamente predispostas a alergias, ou seja, antes que a barreira intestinal esteja formada e o sistema digestivo se torne mais eficaz. Pode ainda induzir à criação de hábitos alimentares errados, que poderão favorecer patologias como a obesidade e a hipertensão. Da mesma forma, um desmame tardio significa um excessivo prolongamento da alimentação láctea que, como já dissemos, não é mais suficiente para suprir completamente as necessidades nutricionais do bebê em desenvolvimento, principalmente às relativas ao suprimento de ferro.

Como desmamar?

O desmame é uma fase do desenvolvimento que pode ser muito delicada para os bebês e suas mães. O primeiro conselho, portanto, é o de fazê-lo gradualmente, sem pressa, sem imposições e com muita paciência, pois, muitas vezes, será necessário voltar atrás e recomeçar.

Quanto ao modo de administração, a consistência da papinha será mais líquida se for oferecida na mamadeira, ou mais consistente, quando servida com a colher.

O oferecimento de novos alimentos e, consequentemente, de novos sabores deverá ocorrer de forma gradual, de modo que os pais consigam reconhecer as preferências ou as aversões de seu filho. É preciso lembrar, porém, que o primeiro passo para fazer a criança provar e, consequentemente, aceitar diferentes sabores é manter uma dieta variada durante a gravidez e o aleitamento.

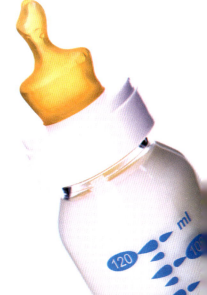

Quais as oportunidades oferecidas pelo desmame?

O desmame é uma mudança da alimentação com a aquisição de novos hábitos. Espera-se, portanto, que os novos hábitos alimentares sejam "bons", ou seja, que sejam corretos do ponto de vista nutricional.

Os hábitos adquiridos ao logo do tempo, quando já estão arraigados, são de difícil modificação. Podemos aproveitar esse momento de "programação alimentar" para favorecer comportamentos positivos e evitar distúrbios como arteriosclerose, obesidade, diabetes e hipertensão arterial, que podem ter suas raízes em hábitos alimentares adquiridos nos primeiros anos de vida. Patologias decorrentes de múltiplos fatores como as já enumeradas, apresentam uma determinante genética que interage, em graus diversos, com um componente ambiental (por exemplo, a dieta seguida). Essas

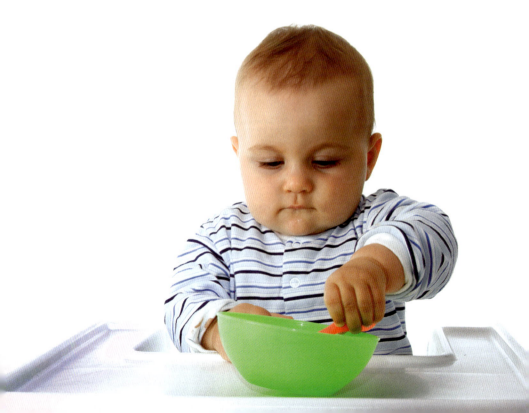

patologias da "civilização" e da "abundância" são, muitas vezes, consequência de uma ingestão excessiva de calorias ou de carência de nutrientes específicos.

A disponibilidade de açúcares de rápida absorção (além, é claro, de uma precária higiene oral) favorece a cárie dental. Os açúcares simples estimulam, também, a secreção pancreática da insulina. O costume de oferecer sucos de frutas industrializados (ricos em açúcar e, portanto, além de doces, também muito calóricos) não traz nenhuma vantagem nutritiva: se uma criança tem sede, devemos oferecer-lhe água! E, se tem fome, podemos oferecer, como lanchinho, uma fruta, que apresenta a vantagem de conter frutose (um tipo de açúcar que estimula a liberação de insulina em menor grau) e fibras (indispensáveis para aumentar o volume das fezes e, portanto, excelentes para prevenir a prisão de ventre) ou, então, leite (um alimento completo, rico em cálcio), ou, ainda, um suco natural de frutas frescas.

Na Itália,[1] cada adulto ingere, em média, 10 g de sal (cloreto de sódio) por dia, enquanto a quantidade diária aconselhada é de 2 a 3 g! Uma vez que existe uma correlação entre a ingestão de sal e o aumento da pressão arterial, aconselha-se a não acrescentar sal aos pratos de nossos filhos, mas de acostumá-los com o sal já existente nos alimentos (como no queijo parmesão e na carne).

A carne constitui, também, o melhor veículo biodisponível de ferro, elemento indispensável para a síntese da hemoglobina contida nos glóbulos vermelhos, e para outros processos indispensáveis para um bom crescimento físico e intelectual. Há inúmeros outros alimentos que contêm ferro, mas para um organismo em rápido crescimento, como é o caso de uma criança de 1 ou 2 anos, essa disponibilidade pode não ser suficiente.

---

[1] Segundo a Sociedade Brasileira de Hipertensão, o brasileiro consome, em média, de quatro a cinco colheres de café cheias de sal por dia, o que também corresponde a aproximadamente 10 g diários. (N.T.)

A introdução precoce de alguns alimentos pode causar sérios problemas de saúde na criança. O leite de vaca, por exemplo, nos primeiros meses de vida provoca, frequentemente, uma anemia causada por micro-hemorragia intestinal, e só deve ser oferecido ao bebê após o primeiro ano de sua vida.

Também há os casos em que os indivíduos têm predisposição genética a desenvolver alergias a determinados alimentos. O ovo (principalmente a clara), o peixe e o tomate são alimentos mais alergizantes do que outros. É prudente introduzi-los na dieta somente depois dos 12 meses de vida, e apenas após o cozimento, uma vez que o calor desnatura as proteínas e torna os alimentos mais digeríveis.

Na prática, depois de seu primeiro aniversário, as crianças podem comer de tudo, desde que o alimento seja preparado com alguns cuidados, evitando especialmente gorduras saturadas, açúcar e sal em excesso.

Quais são os modos de cozimento mais adequados para os alimentos a serem incluídos na fase de desmame?

O cozimento na água (fervura) é o mais comum. Convém usar pouca água para não diluir os nutrientes em muito líquido. Nesse momento não é necessário acrescentar sal.

O cozimento no vapor é um excelente sistema para cozinhar sem gorduras e sem perda de nutrientes. Um pouco de água em uma panela funda sobre a qual se colocará um escorredor de macarrão de metal, fechado com tampa, permitirá cozinhar carnes, verduras e legumes sem fervê-los na água.

Grelhar os alimentos, em uma frigideira antiaderente ou diretamente sobre uma grelha, permite cozinhar o alimento sem acrescentar gorduras. O cozimento no forno também é mais saudável. Pode-se utilizar, eventualmente, um pouco de água ou leite integral para evitar que o alimento grude na assadeira.

O cozimento "no pacote" (*papillote* ou *al cartoccio*) é excelente para peixes, carnes e verduras. Embrulha-se o alimento regado com um fio de azeite em papel-alumínio ou papel-manteiga e leva-se ao forno por aproximadamente 20-30 minutos, a uma temperatura de 200°C.

O cozimento no forno de micro-ondas é mais prático, porque o alimento não gruda no recipiente, uma vez que o calor é produzido, diretamente, dentro do alimento. São necessários, porém, alguns cuidados em relação aos tempos de cozimento, aos tipos de recipiente etc.

Como conservar, de maneira mais adequada, os alimentos preparados e que não são utilizados imediatamente?

Não é necessário preparar os pratos de seu filho antes de cada refeição. Muitos alimentos podem ser guardados na geladeira, com temperatura entre 0° e 4°C, por 24 horas, desde que apenas a porção a ser utilizada seja aquecida, e não todo o recipiente.

Uma ótima solução é a utilização do freezer ou congelador. Pode-se, por exemplo, acondicionar porções individuais do purê de verduras que usamos como base para a preparação de todas as papinhas, descongelando-as uma por vez. Nesse caso devem ser consumidas imediatamente e não devem ser congeladas novamente, sob o risco de provocar uma intoxicação alimentar.

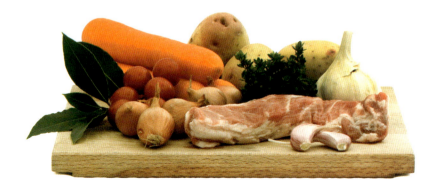

2. Aspectos psicológicos para a mãe e o bebê

A lei do filhote

Amamentar uma criança é um gesto maravilhoso, cheio de encantamento, amor, delicadeza e ternura. A natureza dotou a mãe de uma competência "congênita" que, na amamentação, tem o seu momento especial. É a lei do filhote que, desde o nascimento e durante o primeiro período de sua vida, tem à disposição uma relação privilegiada com sua mãe. Dar o leite a uma criança representa, para todas as mulheres, um gesto de cuidado e amor. É verdade que, para algumas mulheres, o aleitamento pode se revelar difícil ou impossível. Muitos problemas podem intervir e "comprometer" o sucesso desse ato. Nesse caso, em vez de mamar no peito, a criança receberá o leite na mamadeira e, ainda que se pense em algum tipo de perda nutricional, a grandeza da relação, vinculada à oferta de nutrição ao recém-nascido, permanece intacta. Não é o caso, portanto, de se condenar uma mãe que não consegue ou não pode amamentar seu filho.

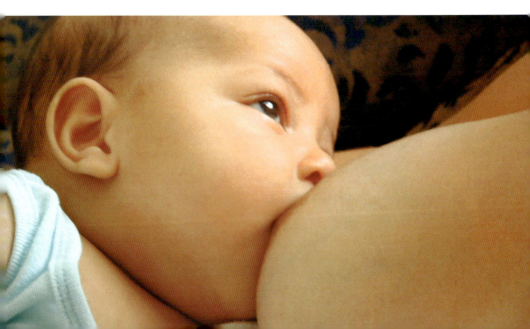

O leite não é apenas alimento para nutrir o bebê, mas um instrumento cuja oferta denota dedicação, relação, comunicação, afeto. A recordação subconsciente desse momento, em que se oferece a nutrição aconchegando o bebê junto ao seu corpo, permanece na vida de todos nós. As pesquisas no campo da psicologia trouxeram muitas evidências sobre esse assunto: uma criança que encontra uma mãe calorosa e acolhedora, em condições de sintonizar-se com seus ritmos e necessidades alimentares, desenvolve mais facilmente um sentimento positivo sobre si mesmo e cultiva uma "confiança básica" que a ajudará a crescer com uma melhor autoestima.

Amamentação com hora marcada?

Antigamente, era imposto às mães um regime de aleitamento segundo um esquema de horário predefinido e decidido por terceiros. Transformava-se, assim, um acontecimento natural, que requer "sintonia" entre os componentes que estão em relação (mãe e bebê), em um "acontecimento" técnico, decidido por alguém que aconselhava a nova mamãe a seguir uma estratégia rígida e válida para todos os bebês do mundo. Mas cada bebê é um indivíduo e cada família se dá conta desse fato a partir do momento que o leva para casa, depois dos primeiros dias passados na maternidade.

Não existem bebês que comam estritamente nos horários estabelecidos por pediatras. É preciso, apenas, que pais e filhos aprendam a seguir os ritmos uns dos outros. A "sintonia" com o bebê, em relação ao seu ritmo dormir-acordar-comer, será mais fácil se os adultos forem receptivos às suas várias necessidades, características de suas primeiras semanas de vida.

O ritmo certo

O período inicial é, geralmente, muito difícil porque requer, por parte dos adultos, a capacidade de se inserir na vida da criança que está ainda totalmente desorganizada, ou seja, na vida de uma criança que deve "aprender os meios" de descobrir os próprios ritmos naturais após nove meses passados na segurança úmida e quente do líquido amniótico.

Muitas vezes, principalmente quando se trata do primeiro filho, os pais ficam desorientados porque, pelo menos em nível subconsciente, gostariam de seguir o caminho contrário, ou seja, "encaixar" o bebê na grade horária de sua vida, como costumavam fazer com outras pessoas e situações. Mas isso não é possível, pelo menos no início. Quanto mais disponíveis os pais ficarem em relação ao recém-nascido nas primeiras semanas, mais facilmente o bebê perceberá que foi recebido em um ambiente acolhedor, com pessoas que vão cuidar dele com doçura e disponibilidade. Assim, com calma e sossego, conseguirá adquirir o seu próprio ritmo.

Muitas mães descobrem como pode ser mais fácil e natural cuidar do seu bebê sem adotar a rígida grade horária do aleitamento "com horário marcado", tão popular no passado e ainda hoje proposto por alguns pediatras. É claro que será fundamental ter tempo e paciência, além da energia que muitas vezes falta à mamãe ainda exausta do parto e, muitas vezes, desorientada pelas emoções que a atingem quando sofre de depressão pós-parto. Eis por que o pai também tem um papel fundamental nesse período de vida do filho. A sua presença será capaz de transmitir segurança e tranquilidade para a mamãe, além de permitir que ela relaxe, supere as emoções negativas e sintonize-se mais facilmente com o ritmo do bebê, ajudando-o a encontrar a sua regularidade e a tornar-se menos imprevisível.

O período de amamentação comporta uma carga emotiva, uma aproximação de intenções e sentimentos, uma interdependência gerada entre mãe e filho. São exatamente esses componentes do aleitamento que, muitas vezes, tendem a dificultar que mãe e bebê empreendam a travessia para a etapa evolutiva seguinte, a etapa que os aguarda após os primeiros meses de fusão simbiótica: o desmame.

Finalmente, a papinha. Mas... é isso mesmo?

O desmame é um momento que marca uma passagem fundamental na vida do bebê. A substituição do leite materno (para aquelas que amamentam) por alimento preparado não significa, apenas, a introdução de novos nutrientes, sabores, gostos e substâncias na dieta da criança; traz, também, muitos significados emotivos, relacionais e afetivos. As papinhas podem ser oferecidas ao bebê por qualquer pessoa, não apenas pela mãe, permitindo, portanto, às mães que, por motivos de trabalho ou outras razões, precisam sair por um determinado período do dia, possam deixar a criança aos cuidados de outra pessoa, que a alimentará em algumas refeições. Alguns recém-nascidos já vivenciaram essa separação, se a mãe optou ou foi obrigada a renunciar ao aleitamento. Para a maioria dos lactentes, no entanto, o desmame denota a primeira e verdadeira separação da mãe que o nutre. Significa não ter mais o contato privilegiado e contínuo com o corpo da mãe na hora da refeição. Significa comer sem sentir o perfume do corpo daquela que o abraçava enquanto lhe dava o peito ou lhe oferecia a mamadeira. E não é fácil renunciar a essas maravilhosas experiências quando se tem apenas cinco ou seis meses de vida e todas as certezas da vida têm justamente por base a segurança emotiva e psíquica decorrente dessa relação privilegiada.

Se a separação é, muitas vezes, difícil para o bebê que deve enfrentá-la, o mesmo acontece com a mãe, que deve iniciá-la, mantê-la e promovê-la. Renunciar, durante algumas refeições do dia, ao aleitamento para dar uma papinha ao seu bebê, significa ter a consciência de que a simbiose e a fusão que caracterizaram os noves meses de gestação e os primeiros meses nos quais compartilharam tudo, a começar pelo próprio corpo, deve evoluir em direção a uma relação

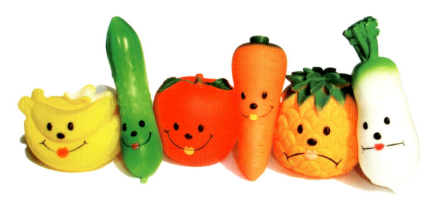

menos dependente. Uma relação na qual o bebê começa a exercer, mesmo que de maneira limitada, os seus primeiros momentos de autonomia.

O desmame é a primeira e fundamental etapa da evolução que será enfrentada pelo bebê e, como todas as evoluções em um percurso de crescimento, esta, também, não está livre de esforço e da resistência à mudança.

Muitas mamães vivem o momento do desmame como um período de grande ansiedade. Se o aleitamento acontecia conforme um esquema natural, cada mãe deverá inventar um desmame para o seu filho. Trata-se não apenas do tipo de alimento que será preparado (geralmente, indicado pelo pediatra), mas também de um novo tipo de relação a ser estabelecida e uma nova ambiência. A criança comerá sentada e deverá utilizar a colher para ingerir a papinha. Faz-se necessária uma interação diferente, não apenas em âmbito corporal, mas também verbal. A mãe precisará encorajar seu filho a experimentar e descobrir novos sabores e sensações, não apenas oferecendo-os, mas inventando rituais e brincadeiras que ajudarão a criança a desfrutar esse importante momento com tranquilidade, serenidade e amparo.

Algumas dicas para facilitar o desmame

No princípio, o bebê apresentará alguma resistência à papinha, principalmente se for o primogênito. Tente colocar-se no lugar do bebê para compreender os motivos de tal comportamento.

A colherzinha de plástico ou de metal, ao contato com os lábios, não tem a mesma consistência gostosa do bico do seio da mamãe. Era muito melhor saborear o leite docinho do seio da mamãe, impregnado de sabores e perfumes bem conhecidos e, principalmente, caracterizado pela maciez e pelo calor. É uma etapa fundamental acostumar a criança à manipulação da colherzinha, antes mesmo do início do desmame; deixar que se familiarize com a colher, que poderá ser usada para oferecer, de vez em quando, um pouco de leite antes da mamada.

A papinha, comparada ao leite – o único alimento que ele conhecia até o momento do desmame – lança o bebê em um novo horizonte sensorial. A papinha vai exigir do bebê a descoberta do salgado, vai obrigá-lo a se familiarizar com um alimento cuja consistência não é líquida como o leite. São novidades que demandam um tempo de adaptação e familiarização. É aconselhável dedicar algum tempo e paciência até que a criança acostume-se, gradualmente, a todas essas novidades.

Muitos pais gostariam que o tempo gasto para dar a papinha fosse igual ao tempo de uma mamada, mas não é assim. Nesse período, a refeição tem dimensões diametralmente opostas às dimensões da mamada e, para a criança, essas novas características são uma novidade às quais ela precisa se acostumar. Acima de tudo, será preciso acostumá-la a essa novidade. É fundamental, portanto, que, para as primeiras papinhas, a mãe ou a pessoa responsável por elas dedique tempo a essa atividade, de modo que o bebê não fique estressado ou ansioso por se sentir apressado.

A papinha permite que, pela primeira vez, o bebê manipule a comida que vai ingerir. Com o leite isso não era possível. Com a papinha, pela primeira vez a criança pode tocar e brincar com aquilo que vai comer. Para ela é motivo de diversão, brincadeira e exploração. Para os pais, no entanto, essa "aproximação muito concreta" da criança com a comida, pode tornar-se motivo de grande nervosismo. Ver a criança suja e sujando o ambiente ao seu redor pode incomodar (e muito!) os pais que estão dando de comer à criança. Tudo isso pode transformar a hora da papinha em uma grande batalha, na qual o bebê luta para transformar a hora de comer em uma brincadeira e em um momento de autonomia, enquanto os pais querem que a criança seja obediente e ordeira. Mas tudo isso é impossível quando se tem poucos meses de vida. Seria bom que o adulto tentasse entender o que significam esses pequenos gestos que, aparentemente, tendem a desorganizar a hora da papinha e atribuir-lhes o seu real significado.

Quando o desmame parece difícil

As dificuldades relativas ao desmame são mais ou menos as mesmas e são contadas pelas mamães sempre do mesmo jeito e, muito frequentemente, quem já teve bebês e terminou o período de desmame reencontra essas dificuldades nas atitudes e comportamentos de uma parente ou de uma amiga. Tentamos reproduzir algumas "histórias" de pequenas dificuldades que poderão enfrentar, ou que estão enfrentando durante o desmame de seu filho. Tentaremos oferecer algumas chaves de leitura para que vocês possam compreender o que aconteceu ou poderia ter acontecido, e alguns conselhos para facilitar a tarefa de dar a papinha para um bebê.

Lucas, seis meses

Lucas quer tocar a papinha e levá-la à boca. A mamãe se opõe a essas tentativas que considera "erradas" porque espalham comida para todos os lados e o bebê fica todo sujo. Na verdade, Lucas está tentando conhecer a comida, não apenas pela boca, mas, também, com as mãos, fazendo uma exploração lúdica.

A mamãe deve aprender a tolerar esse comportamento de seu bebê e poderia, por exemplo, reduzir os danos colocando no bebê um daqueles "babadores-aventais" de plástico colorido transparente e fáceis de lavar.

Ela pode, também, inventar um pequeno ritual para ajudar o pequeno Lucas a acostumar-se com o desmame: recitar versinhos, colocar uma música ambiente suave, mostrando e explicando todas as etapas de preparação de sua papinha.

Júlia, dez meses

Júlia está travando uma luta com a mãe que tenta dar-lhe a papinha na boca, enquanto a pequena quer pegar a colher. A mãe, porém, acha que a filha é muito pequena para usar a colher sozinha. A hora da refeição torna-se, então, uma batalha contínua entre Júlia que, com a sua mãozinha, tenta interceptar a colher cheia de comida, e a mãe, que tenta aproximar-lhe a colher da boca. A papinha se esparrama por todos os lados e as duas parecem muito nervosas com essa situação.

A mãe deveria compreender que Júlia está testando a própria autonomia.

O gesto com o qual procura arrancar a colher é a maneira que tem para dizer a ela mesma e à sua mãe que agora já é maior do que há dois meses. Agora ela já consegue... comer sozinha, assim como a mamãe, o papai e o irmãzinho mais velho que vê comerem à mesa. A mamãe poderia tentar realizar, em parte, o desejo de Júlia oferecendo-lhe uma colher. Desse modo, enquanto a mãe lhe dá a papinha com a colher normal, Júlia procurará aproximar a sua colherzinha da boca. Em algumas semanas, Júlia aprenderá a usar a sua colher, mesmo que ainda de maneira desajeitada. A mamãe poderá deixar, no fim da refeição, um pouco de papinha no prato para que a pequena brinque e experimente a sua "própria" colher.

Dora, 15 meses

A mãe dá a papinha a Dora, enquanto o seu irmãozinho de três anos, Paulo, come sozinho o seu prato de macarrão. Dora tem quinze meses, aponta o prato de Paulo e, por monossílabos, tenta explicar que ela também quer comer a mesma coisa que seu irmão. A mãe, no entanto, quer que Dora coma as papinhas indicadas pelo pediatra, mais adequadas ao seu desenvolvimento nutricional, nesse momento.

Dora, naturalmente, percebe que a comida é uma das coisas que diferenciam o tratamento dado a ela em relação àquele dado a seu irmão. Paulo é uma referência, um exemplo, a personificação do que ela deseja: crescer e ser uma menina grande. Paulo come um tipo de comida que não lhe é permitida e que ela gostaria de provar. A mãe pode administrar a situação de duas maneiras. Para facilitar o momento da refeição, poderá servir os dois irmãos em horários diferentes. Eventualmente, poderá fazer um pratinho com um pouco da comida do irmão para que Dora a prove, enquanto continua a oferecer-lhe a papinha.

3. Dez emoções que caracterizam o desmame

As emoções nos acompanham por toda a nossa vida. As emoções positivas determinam o desenvolvimento, a evolução e as fases de crescimento. As emoções negativas que, eventualmente, existem e atuam dentro de nós, podem limitar a demonstração de nossas potencialidades, muitas vezes agindo como um fator de perturbação, a ponto de comprometer o sucesso de determinada fase de nossa vida afetiva, social ou profissional.

A nossa "carreira" de pais também é dominada, condicionada e, por vezes, controlada pelas emoções. Muitas dessas emoções são positivas e nos ajudam a conferir sentido e coerência ao importante e determinante papel que representamos na vida de nossos filhos. Outras vezes, podem agir como um "invisível" obstáculo e impedir, assim, que um objetivo seja alcançado, ou que uma fase de crescimento, ou da relação pais-filhos seja realizada de maneira adequada.

A fase do desmame não está livre da rica influência emocional que pode "condicionar", positiva ou negativamente, sua evolução e sucesso. Neste capítulo, procuraremos explicitar a gama de emoções que podem caracterizar e distinguir o mundo interior da mãe que prepara, administra e acompanha o desmame de seu filho. Como para todas as outras coisas na vida, trata-se de uma lista "sumária e provisória".

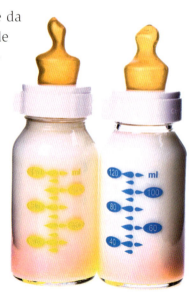

Como vocês mesmos poderão vivenciar, muitas vezes, emoções

positivas e negativas se sobrepõem na experiência de cada um e não é possível estabelecer uma linha divisória entre uma e outra, porque a vida as sobrepõe e as integra tornando-as únicas na experiência individual. A descrição a seguir pretende contribuir para que o leitor possa reconhecer partes de si mesmo que, muitas vezes, permanecem escondidas, porque são inconscientes. Trazê-las para o nível consciente significa ser capaz de reconhecer e de, eventualmente, controlar emoções que, de outra forma, poderiam interferir com a vida cotidiana. Ao mesmo tempo, tomar consciência das emoções positivas contribui para a autodeterminação em relação aos objetivos estabelecidos e permite alcançar um nível melhor de autoestima e eficiência.

1. Ansiedade

A ansiedade é uma emoção muito intensa que produz grande desconforto na pessoa que a experimenta. A ansiedade nasce dentro de nós e provoca um estado de grande tensão emotiva. Esse estado é, muitas vezes, gerado de forma totalmente independente dos eventos aos quais está associado. A relação entre a mãe e o bebê pode dar origem a uma grande ansiedade, se a mãe não estiver suficiente segura de sua capacidade de alimentar o próprio filho. São muitos os motivos que podem provocar esse episódio desfavorável: a falta de segurança da mãe, sinais contraditórios percebidos no ambiente externo, uma forte sensação de isolamento que impõe à mãe tomar sozinha todas as decisões em relação ao filho.

A ansiedade não é funcional, ou seja, não ajuda a mãe "a funcionar" melhor, e gera um sentimento de confusão interior. Muitas mulheres contam que sentem a ansiedade crescer dentro delas à medida que a hora da refeição se aproxima. Elas têm medo de que o filho não comerá o suficiente ou que deverão "lutar" para fazê-los "engolir" a papinha.

A ansiedade não é amiga, nem boa conselheira e o melhor modo para eliminá-la é descrevê-la para alguém que nos possa ajudar a compreender porque vivemos certas situações em um estado de aflição e que possa nos ajudar com conselhos e com apoio concreto. Mas cuidado! Há pessoas que, com a desculpa de querer ajudar, acabam, muitas vezes, por nos fazer sentir inadequadas. Pode ser aquela amiga que, aparentemente, "sempre sabe tudo" e tem um filho "perfeito", ou a sogra, sempre pronta a criticar o modo como cuidamos de nosso filho. Diante dessas pessoas não adianta calar, nem demonstrar indiferença, nem mesmo atacá-las ou começar uma discussão. Muitas vezes, é melhor explicar que nos sentimos desajeitadas cada vez que se oferecem para ajudar e que nos fazem sentir incapazes de assumir o papel de mãe ou de executar as funções específicas desse papel.

O companheiro também não deve ser causa de ansiedade; nesse caso, é melhor enfrentar o problema desde o início, estabelecendo uma aliança com o homem que, por toda a vida, compartilhará conosco a responsabilidade da paternidade.

2. Nostalgia

Nossos filhos são capazes de desencadear em nós um grande instinto de proteção. Para nós, são e permanecerão sempre filhotes que precisam ser protegidos e cuidados com calor e ternura. Apoiá-los

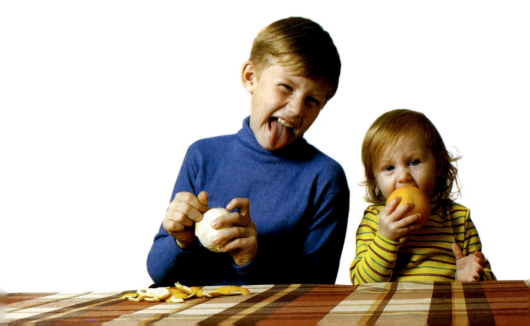

sobre o nosso corpo, acariciá-los, sentir que são dependentes e vulneráveis é uma experiência emotiva extraordinária, que confere um sentimento de "poder positivo" a quem vive tal experiência. Por esse motivo, o desmame pode representar um momento de separação que destrói, pela primeira vez, a extraordinária fusão criada entre mãe e filho.

O desmame separa o bebê de sua mãe, interrompendo a fusão simbiótica dos primeiros meses e assinala uma nova etapa evolutiva que confere autonomia e separação do recém-nascido. Nem todas as mulheres vivenciam essa nova fase da criança de maneira positiva, pelo menos, não em nível consciente. Trata-se da "lei do filhote", do qual muitas mamães não gostariam de se separar jamais. Continuar a cuidar e alimentar o filhote, como se fosse sempre o seu primeiro dia de vida, cria na mãe um sentimento de grande poder e prestígio, do qual é difícil abdicar. Por outro lado, a mãe que aprende a acolher as novas etapas evolutivas do percurso de crescimento do seu filho, poderá vivê-las como um verdadeiro sucesso pessoal. É graças à sua competência maternal que a criança cresce e se desenvolve adquirindo novas capacidades.

Esse fato deveria enchê-la de orgulho e ajudá-la a superar o sentimento de melancolia que, de maneira mais ou menos consciente, poderá manifestar-se quando perceber que o seu bebê está crescendo. Não pensem que esse sentimento seja muito diferente daquele experimentado pelos pais ao ver o filho adolescente capaz de "afastar-se" dos adultos, que até aquele momento cuidavam dele, para viver as suas primeiras experiências de total autonomia. Essa emoção tão indefinida, e ao mesmo tempo tão intensa, reaparecerá muitas vezes na vida emotiva da mãe: o primeiro dia na creche, o primeiro dia de aula, as primeiras festinhas nas casas dos amigos, uma excursão escolar.

3. Ambição

A ambição, o desejo, o querer são os "motores" da vida. Queremos crescer, evoluir, ser... e, portanto, vivemos e damos a vida.

Em relação aos filhos, as emoções dos pais também são cheias de desejos e aspirações. Queremos amá-los e ser amados, protegê-los e saber que, para eles, somos insubstituíveis.

O processo de desmame deve ser impregnado da força exercida pela ambição e ser por ela sustentado: o desejo de ver crescer o próprio filho; o desejo de alimentá-lo com os melhores alimentos e os mais adequados a cada fase da vida. Desejar, aspirar, significa encher de esperança tudo aquilo que é enriquecido pelo nosso desejo. O desmame também dever ser rico dessa intensa e poderosa emoção.

4. Satisfação

A satisfação é uma sensação de plenitude e preenchimento que nos atinge quando sentimos e percebemos que "fizemos um bom trabalho" como pais. Não significa que ser pai ou mãe seja um trabalho, mas, quando o pediatra, após a consulta, faz um balanço da saúde da criança e nos comunica que o nosso filho é saudável e está crescendo perfeitamente, vivenciamos um momento de alegria plena. Felizes com o nosso trabalho, com nosso filho, com o modo como as coisas estão indo.

O mesmo deveria ocorrer durante o desmame. A satisfação deveria ser o sentimento predominante, quando percebemos que tudo está indo bem, que somos capazes de apoiar essa etapa evolutiva de nosso filho com paixão e dedicação, com o desejo de vê-lo crescer, sentindo a alegria de sermos os protagonistas de seu percurso de crescimento.

5. Medo

O medo é uma emoção que, muitas vezes, revela-se no comportamento dos pais em relação ao recém-nascido. Medo do crescimento, porque significa que os pais serão expostos a situações e experiências que podem se apresentar e representar um risco para o pequeno. Muitas vezes, o comportamento de proteção torna-se um impedimento ao processo de crescimento. Há pais que, por medo de que a criança que está aprendendo a andar possa cair e machucar-se, procuram limitar a potencialidade motora da criança. Acreditam que, prevenindo o movimento, poderão prevenir os riscos que dele possam advir, mas se esquecem de que a criança começará a se sentir inadequada e insegura em suas experiências motoras. Antes de qualquer movimento procurará sondar qual a reação da mamãe e do papai. Se obtiver um olhar de aprovação, dará início à ação planejada, senão, procurará evitá-la.

No desmame, o medo de um dos pais pode servir como um freio inibidor da vontade da criança de enfrentar esse novo momento em seu percurso de crescimento. São muitos os medos dos pais: que o novo alimento não seja tão bom e nutritivo quanto o leite materno; que a nova consistência do alimento torne difícil a deglutição da criança ou possa sufocá-la. Em geral, o medo dos pais é sempre uma "projeção" rica de significados sobre e para a criança. Os pais devem procurar o autoconhecimento, porque muitos de seus medos podem esconder emoções intensas que podem interferir no crescimento de seu filho.

6. Raiva

A raiva é um sentimento assustador e arrebatador. Assusta porque nos leva a descobrir partes de nós mesmos que não gostaríamos de conhecer e arrebata porque é difícil mantê-la sob controle. Pode um bebê de menos de um ano gerar esse sentimento em seus pais? A resposta que todos gostaríamos de ouvir é, naturalmente, negativa; mas todo pai ou mãe sabe que um recém-nascido pode desencadear sensações arrebatadoras dessa natureza. Esse é um daqueles segredos que a maioria das mamães e dos papais tem medo de compartilhar com os outros.

Os pais percebem que, às vezes, a sua relação com a criança está associada a momentos de grande ambivalência. Por um lado, é o ser que mais amam, mais do que qualquer outra pessoa, mais até do que a própria vida. Em alguns momentos, porém, nos sentimos derrotados. Algumas mães, nos primeiros meses de vida de seu bebê, sentem-se esgotadas. As crianças as obrigam a intermináveis turnos de mamadas e trocas de fraldas e, às vezes, não conseguem encontrar nem um instante para cuidar de si mesmas, como se os bebês estivessem sugando a vida delas, cada segundo de liberdade e toda manifestação de energia.

A raiva pode explodir em momentos assim, de exaustão, depois de períodos sem dormir, quando o bebê não tem fome nem sono e, no entanto, continua a chorar.

Em geral, a explosão de raiva é um indicador de que o limite da tolerância ao estresse foi superado e a mamãe precisa de uma pausa, um período no qual entrega os cuidados do pequeno a outra pessoa e pode se dedicar a si mesma, recuperando, talvez, o sono perdido e um pouco de tranquilidade e equilíbrio interior.

Se o bebê demonstrar uma aversão particularmente intensa às papinhas e por esse motivo nos sentimos tomadas de um sentimento de raiva, é melhor "dar um tempo", pedir ajuda ao companheiro ou a alguém da família. Uma presença amiga no momento da papinha pode aliviar a situação e distrair o bebê.

7. Inadequação

Todos nós já experimentamos o sentimento de inadequação em algum momento da vida, quando aceitamos o envolvimento em uma situação concreta, sem que nos sintamos realmente prontos a enfrentá-la. A inadequação não compromete a ação, mas a prejudica constantemente. Se alguém acredita não estar à altura de uma tarefa, muito provavelmente essa percepção interferirá na tentativa de alcançar seus objetivos.

Muitas vezes, os filhos despertam em nós o sentimento de inadequação ao realizarmos as tarefas de pais. O primogênito é, muitas vezes, o responsável por desencadear muitas dúvidas, já que coloca em xeque a nossa capacidade de acudir e de cuidar de um bebê pela primeira vez na vida.

Os pais procuram controlar esse sentimento de inadequação consultando especialistas, como, por exemplo, o pediatra. Muitas vezes, porém, o pediatra não consegue identificar o medo da inadequação por trás da pergunta que lhe é dirigida, e acaba dando uma resposta apressada e técnica, achando que se trata apenas de uma dúvida objetiva.

Muito frequentemente, os pais que estão enfrentando problemas com o seu primogênito defrontam-se com situações vividas por outras famílias, cujos filhos têm uma curva de crescimento perfeita, dormem a noite toda e comem, sem nenhum problema, todos os tipos de papinhas em menos de cinco minutos. Essa comparação coloca os pais em uma verdadeira crise de desconforto e começam a se perguntar: "Por que meu filho não é assim?", "Por que eu não consigo?", "Será que um dia vou conseguir?", "E esse pesadelo quando vai acabar?". São perguntas que, cedo ou tarde, muitos pais se fazem no curso dos primeiros meses de vida de seu bebê, quando acham que não são capazes de enfrentar todos os desafios que o novo papel de pais acarreta. Essas perguntas são um exemplo típico de sensação de inadequação.

Não existem soluções fáceis para sair desse "impasse". Devemos tentar nos acalmar e procurar

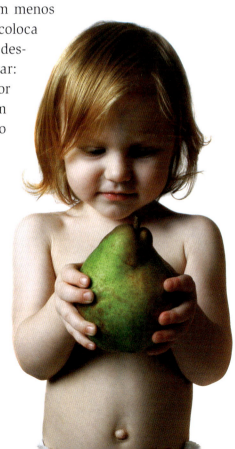

nos confrontar com o máximo de pais que têm filhos da mesma idade e com os quais sentimos que podemos estabelecer um diálogo sincero, aberto, sem a preocupação de ter de parecer perfeitos. Há clínicas e espaços de convivência que organizam cursos de cuidados com os bebês nos quais pais e mães podem se encontrar e falar de seus filhos. São ocasiões muito importantes e não devem ser desperdiçadas. Muitos pais pensam que devem se preparar apenas para o parto; no entanto, o acompanhamento de profissionais nos cuidados com o bebê também é fundamental e não pode ser negligenciado.

8. Diversão

Ficar com o bebê, vê-lo crescer e realizar novas conquistas deve, antes de tudo, ser uma fonte de diversão para os pais. É verdade que um filho exige sempre grande dedicação e energia; no entanto, é ele que completa o ciclo da vida do casal. Além disso, um filho traz sonhos, esperanças e faz o pensamento dos pais projetar-se em direção ao futuro. Um filho é um grande gerador de energia positiva capaz de ajudar o adulto, que realmente se questiona sobre o sentido da vida, a redefinir as prioridades da própria vida. É uma grande oportunidade que a vida oferece e nos coloca diante de uma bifurcação: continuar como se nada tivesse acontecido (é o caso de muitos homens que, após o nascimento dos filhos, entram em crise e tentam fugir, buscando refúgio no trabalho, ausentando-se do lar com frequência, afogando-se em compromissos sociais de todo tipo) ou, então, transformar e adaptar a própria vida colocando-a em sintonia com os ritmos e exigências do recém-nascido.

A segunda escolha oferece a possibilidade de descobrir novas facetas de si mesmo, talvez ainda não exploradas. A diversão é uma das emoções que deveria acompanhar essa disponibilidade emotiva. Muitas das "trapalhadas" que uma criança acaba fazendo, até mesmo no momento do desmame, podem despertar carinho e ternura. Os bebês provocam grandes risadas e divertem adultos que deles se aproximam com a verdadeira disposição de amá-los. Então, por que renunciar a esse grande prazer da vida?

9. Austeridade

A austeridade é o modo menos adequado para relacionar-se com uma criança de maneira eficiente, principalmente com os bebês. Ser austero significa não ser capaz de tolerar aspectos da criança que não coincidem com as nossas expectativas como adultos, como por exemplo, se a criança faz cocô mais de duas vezes ao dia, obrigando a uma troca de fraldas mais frequente; se acorda durante a noite, obrigando a levantar e verificar se está tudo bem.

Para evitar que a situação degenere, devemos aceitar alguns acontecimentos como imprevisíveis e inerentes ao recém-nascido ou ao bebê durante a primeira infância. A austeridade nos leva a interpretar toda e qualquer ação do bebê como uma "calamidade" e a ver o filho como um algoz, cujo único objetivo e intenção são perturbar a tranquilidade e serenidade da mamãe e do papai.

É claro que há casos em que os caprichos das crianças extrapolam os limites e exigem que os pais adotem técnicas e estratégias educativas para conter os maus hábitos. Mas isso não deve significar menosprezo pela espontaneidade de um bebê, que não se comporta como um adulto espera que ele se comporte, e deixar de dar atenção ao choro ou empurrar com força a colher na boca da criança quando ela resiste às tentativas de alimentação, o que é normal nos primeiros momentos do desmame. Tal austeridade provocará uma espécie de "curto-circuito" no bebê, que perceberá que o adulto não é capaz de sintonizar-se com seus sentimentos e entrará em um momento de fadiga emocional, caracterizada por ansiedade, imprevisibilidade e irritabilidade. São emoções primordiais e desorganizadas que não possuem uma estruturação consciente. Até porque um bebê tão pequeno não é capaz de elaborar um pensamento consciente como suporte de suas ações e reações. A austeridade dos pais será ainda mais infrutífera, uma vez que não oferece à criança nenhum instrumento que a faça perceber que o seu desconforto foi percebido e acolhido por aqueles que deveriam cuidar dele.

É importante lembrar que um bebê de poucos meses não é capaz de "fazer manha", como muitos pais definem as reações de choro de seus filhos. Um bebê não deve ser "castigado" com a negação da disponibilidade emotiva dos pais. Mesmo durante o período de desmame, é melhor adotar uma estratégia de "cooperação", estabelecer alianças com o bebê, mantendo uma atitude acolhedora e serena, ao invés de transformar o momento da refeição em uma luta pelo poder, cuja única arma da qual ele pode dispor é... o choro.

10. Incômodo

Com frequência, o cuidado de nossos filhos pode gerar sensações desagradáveis de aborrecimento e enfado que não somos capazes de compreender em seu real significado. Podemos sentir incômodo durante a troca de fraldas ou durante a amamentação ou, ainda, quando damos a papinha no período de desmame. Os sentimentos de aborrecimento, contrariedade, descontentamento interferem em nossa capacidade de realizar essas tarefas e de cuidar do bebê com serenidade.

É difícil dizer de onde vêm esses sentimentos, mas pode ser um resíduo inconsciente do que nos aconteceu durante a nossa primeira e segunda infância. Por exemplo, se nossos pais foram muito rígidos, talvez obcecados por higiene e limpeza, é provável que sintamos asco ou incômodo no momento da troca de fraldas ou quando vemos que, durante a refeição, a papinha se espalha por todos os lados, sujando tudo.

Nosso incômodo pode ser uma espécie de herança derivada da austeridade com a qual fomos tratados desde crianças. Por isso, é importante aprender a ler os significados ocultos ou profundos de algumas emoções que nos tomam ou nos arrebatam no momento de cuidar de nossos filhos. Muitas vezes, representam elementos essenciais que nos ajudarão a compreender melhor nossos estados de espírito que, apesar de tudo e depois de tanto tempo, persistem dentro de nós. Compreender esses significados ocultos pode "iluminar" retrospectivamente os aspectos emotivos específicos de nossas relações com os adultos que cuidaram de nós durante a nossa primeira infância.

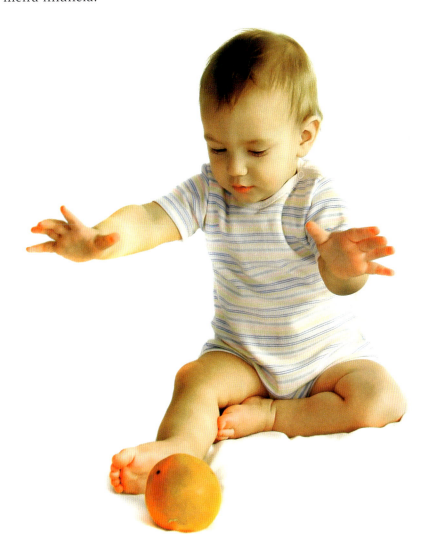

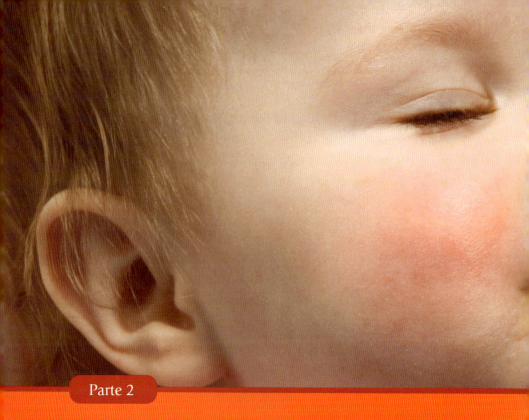

Parte 2

A papinha

1. Dos 6 aos 9 meses
2. Dos 9 aos 12 meses
3. A partir dos 12 meses

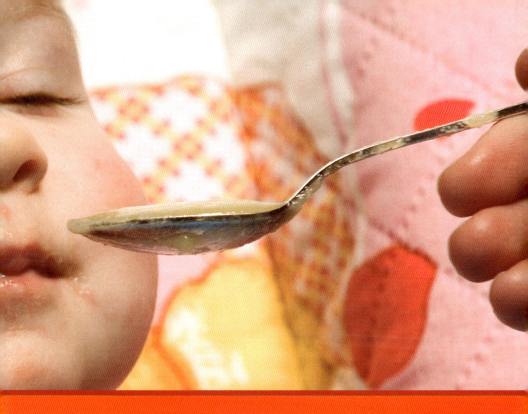

Comer bem e ter uma relação saudável com a comida é uma das boas lições que podemos ensinar aos nossos filhos. E isso começa no momento em que lhes oferecemos os primeiros alimentos, na fase de introdução alimentar, de maneira gradual.

As páginas a seguir trazem receitas simples, mas que podem ajudar as mães – principalmente as de primeira viagem – a elaborar papinhas nutritivas e saborosas. Elas seguem a culinária italiana, que tem como característica a utilização de ingredientes frescos e o azeite de oliva extravirgem, cujas características são reconhecidamente benéficas para a saúde, pela ação antioxidante no organismo.

Como foi dito anteriormente, a quantidade de sal que ingerimos é muito superior às nossas necessidades e, por isso, prejudicial à saúde. Nas receitas aqui apresentadas, o queijo parmesão ralado substitui o sal na maior parte das preparações. Evidentemente, é uma sugestão que pode ser adequada à sua realidade e ao seu gosto pessoal.

As receitas estão organizadas por faixa etária e a cada novo ingrediente utilizado há uma trovinha que o apresenta à criança, transformando a hora da refeição num momento de descobertas e brincadeiras – sem ansiedade e com muito respeito.

A Editora

1. Dos 6 aos 9 meses

Caldo e purê de legumes

Ingredientes

(para ½ litro de caldo de legumes)
- 100 g de batata;
- 100 g de cenoura;
- 1 litro de água filtrada.

Opções para substituir as batatas e/ou as cenouras:
- 100 g de abobrinha;
- 100 g de acelga;
- 100 g de espinafre.

Modo de preparo

- **Preparação:** Lave sempre muito bem todos os legumes e verduras. Para o caldo de legumes, descasque as batatas e as cenouras, lave-as novamente e corte-as em pedaços pequenos.
- **Cozimento:** Leve ao fogo uma panela com 1 litro de água; acrescente as batatas e as cenouras, cozinhe em fogo brando até que o líquido se reduza pela metade.
- **Para servir:** Coe o caldo e sirva-o numa temperatura agradável (não muito quente).
- **Outra opção de servir:** Para variar a apresentação do prato, amasse os legumes com um garfo.
- **Outras opções de caldos:** Para as demais opções de caldos, elimine as extremidades das abobrinhas e corte-as em pedaços pequenos. Elimine as folhas amareladas da acelga e as raízes do espinafre. A cada 4 ou 5 dias, substitua um dos ingredientes por abobrinha, ou acelga, ou espinafre etc. O modo de preparo é o mesmo.

Papinha de legumes

Ingredientes

(para ¼ litro de caldo)

- ½ litro de água filtrada;
- 50 g de batata;
- 50 g de cenoura.

Para a papinha ou creme:

- 20 g de creme de arroz ou mingau de milho;
- 1 colher de chá de azeite de oliva extravirgem;
- 1 colher de chá de queijo parmesão ralado;
- 60 g de frango cozido e bem desfiado ou batido no mixer.

Opções para variar o prato:

- queijo fresco ou ricota;
- abobrinha, alface, espinafre, acelga, lentilhas ou ervilhas.

Modo de preparo

- **Preparação:** Lave muito bem todos os legumes e verduras e siga o procedimento descrito na receita anterior.
- **Cozimento:** Leve ao fogo os legumes (e verduras) com a água e deixe ferver por 20 minutos, em fogo brando. Retire-os, coloque-os em um recipiente e cubra-os com filme plástico; reserve. Retire ½ copo de caldo. Para resfriá-lo, mergulhe o copo, imediatamente, em uma vasilha com água e gelo. Dissolva o creme de arroz ou o mingau de milho no ½ copo de caldo frio até obter um creme homogêneo. Leve o restante do caldo ao fogo, adicione o creme obtido e o frango e cozinhe lentamente por 20 minutos.
- **Para servir:** Acrescente o azeite e o queijo parmesão ralado, misture bem e sirva.
- **Outras opções de preparo:** Para variar o prato alguns legumes e verduras podem ser acrescentados ao caldo de base.

Utilize os legumes e/ou verduras sugeridos. Substitua o frango por queijo ou ricota fresca, desde que possa ser dissolvida e homogeneizada. Substitua o creme de arroz ou o mingau de milho pelos legumes e verduras batidos no liquidificador. A partir dessa nova base, feita com os legumes e verduras batidos, pode-se variar o prato acrescentando os outros ingredientes sugeridos (frango, queijo, azeite).

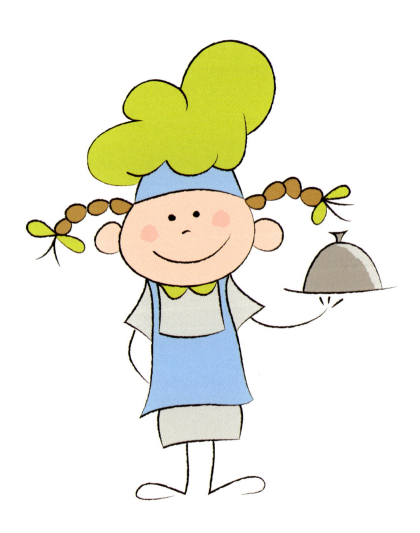

Creme *velouté* de legumes

Ingredientes

- 100 g de batata;
- 50 g de abóbora;
- 180 ml de leite adequado para o desmame;
- 1 colher de chá de queijo parmesão ralado;
- ½ litro de água filtrada.

Modo de preparo

- **Preparação:** Lave bem todos os legumes. Descasque as batatas, lave-as novamente e corte-a em pedaços pequenos. Faça o mesmo com a abóbora.
- **Cozimento:** Cozinhe os legumes em uma panela pequena com ½ litro de água. Ao final do cozimento, bata-os no liquidificador com 180 ml de leite e adicione o queijo parmesão ralado. Coloque o creme em uma vasilha e cozinhe em banho-maria por 5 minutos até que o queijo esteja completamente derretido.
- **Para servir:** Sirva-o imediatamente, em uma temperatura agradável (não muito quente).
- **Outras opções de preparo:** Substitua o queijo parmesão ralado por queijos frescos e cremosos.

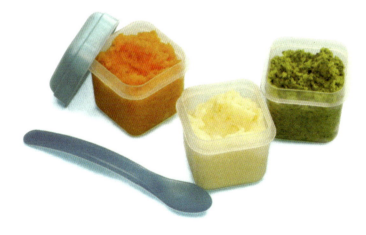

Papinha de ricota

Ingredientes

- 250 ml de caldo de legumes e verduras;
- 50 g de ricota fresca;
- 25 g de creme de arroz;
- 1 colher de chá de azeite de oliva extravirgem.

Modo de preparo

- **Preparação:** Prepare o caldo de legumes e verduras. Separe meia porção e deixe esfriar. Dissolva o creme de arroz na meia porção de caldo frio. Em uma vasilha, amasse bem a ricota com um garfo, até deixá-la bem homogênea; reserve.
- **Cozimento:** Acrescente o creme de arroz dissolvido ao caldo restante. Cozinhe em fogo brando por 10 minutos.
- **Para servir:** Adicione a ricota e o azeite à papinha, misture bem e sirva.

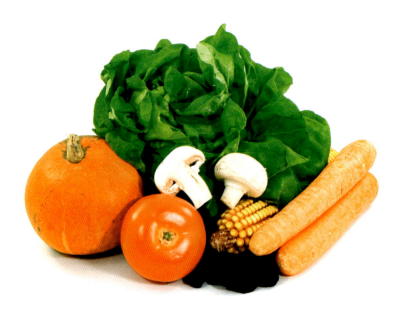

Creme de erva-doce

Ingredientes

- 150 ml de caldo de legumes e verduras;
- 100 g de erva-doce;
- 1 colher de chá de fécula de batata;
- 60 g de frango cozido e bem desfiado ou batido no mixer;
- 1 colher de chá de azeite de oliva extravirgem.

Modo de preparo

- **Preparação:** Lave a erva-doce, tomando o cuidado de lavar bem entre as folhas, de modo a assegurar a perfeita higienização. Corte-a em pedaços pequenos. Dissolva a fécula de batata em 50 ml de caldo de vegetais frio.
- **Cozimento:** Cozinhe a erva-doce no vapor ou em água fervente. Depois de cozida, bata-a no liquidificador com a fécula de batata dissolvida, até obter um creme homogêneo. Coloque o creme em uma panela antiaderente juntamente com o restante do caldo de legumes e verduras e cozinhe por 5 minutos, em fogo brando.
- **Para servir:** Acrescente o azeite e o frango, mexa bem e sirva.
- **Outras opções de preparo:** Para variar o prato, substitua os legumes e as verduras do caldo base ou até mesmo a erva-doce, seguindo o mesmo modo de preparo.

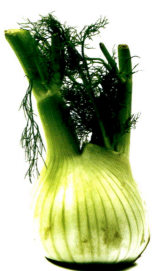

Polenta com leite

Ingredientes

- 180 ml de leite próprio para o desmame;
- 2 colheres de sopa rasas de polenta instantânea.

Modo de preparo

- **Cozimento:** Ferva o leite em uma panela. Quando levantar fervura, abaixe o fogo e despeje, pouco a pouco, a farinha de polenta, mexendo sempre com um batedor, até formar uma massa homogênea. Cozinhe por 5 minutos.
- **Para servir:** Diminua ou aumente a consistência da polenta a gosto e sirva com a colherzinha.
- **Outras opções de preparo:** Acrescente fruta à polenta, que pode ser quente ou fria, ou batida no liquidificador. Pode-se adicionar maçã, pera ou banana. A polenta também pode ser cozida em 180 ml de água filtrada.

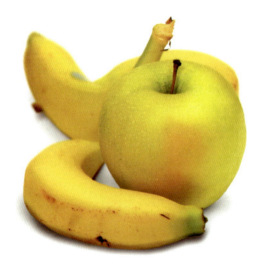

Purê de maçã

Ingredientes

- 1 maçã madura;
- 1 colher de chá de suco de limão.

Opções para variar o prato:

- 1 banana;
- 1 colher de suco de laranja.

Modo de preparo

- **Preparação:** Lave muito bem a maçã e o limão. Descasque a maçã, retire as sementes e corte-a em cubos. Cuidado para não desperdiçar muita polpa. Esprema o limão e coe o suco.
- **Para servir:** Coloque a maçã no liquidificador, adicione o suco de limão e bata até obter uma mistura homogênea. Se achar que está muito ácido por causa do limão, coloque outra maçã. Sirva com a colherzinha.
- **Outras opções de preparo:** Pode-se ralar a maçã, ao invés de batê-la no liquidificador, embora nesse caso corra-se o risco de vê-la oxidar rapidamente. Pode-se substituir a maçã por banana e o suco de limão por suco de laranja, seguindo o mesmo modo de preparo.

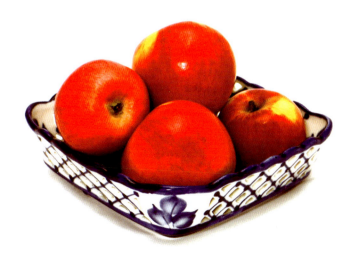

Mingau com frutas

Ingredientes

- 180 ml de leite próprio para o desmame;
- 2 colheres de creme de arroz ou mingau de milho;
- maçã, pera ou ameixa em cubos.

Modo de preparo

- **Preparação:** dissolva o creme de arroz (ou mingau de milho) em um pouco de leite. Coloque-o no liquidificador, adicione o restante do leite e acrescente a fruta. Bata até obter uma massa homogênea.
- **Cozimento:** Cozinhe em fogo brando sem levantar fervura.
- **Para servir:** Pode-se servir com uma colherzinha ou na mamadeira – nesse caso, se necessário, pode-se diluir o mingau com um pouco de água filtrada.

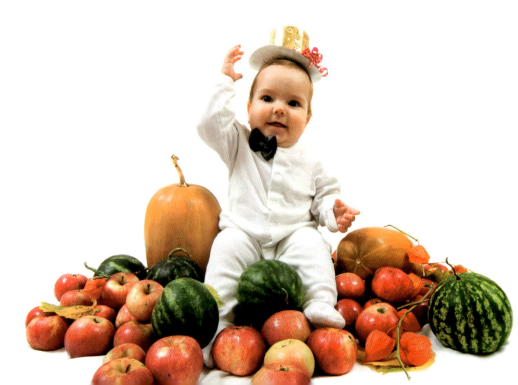

Iogurte com frutas

Ingredientes

- 125 ml de iogurte natural;
- 1 maçã ralada.

Modo de preparo

- **Preparação:** Misture os ingredientes até obter uma mistura homogênea.
- **Para servir:** Use uma colherzinha.
- **Outras opções de preparo:** Substitua a maçã por outras frutas, como pera, banana ou ameixa.

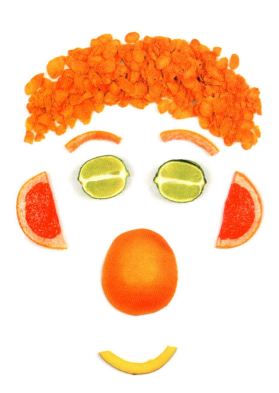

Caldo de carne

Ingredientes

- 100 g de carne de vitela;
- 50 g de aipo;
- 50 g de cenoura;
- 1 litro de água filtrada.

Modo de preparo

- **Preparação:** Lave cuidadosamente os vegetais e corte-os em pedaços pequenos. Lave a carne e corte-a em cubinhos.
- **Cozimento:** Coloque a carne em uma panela com água fria e leve ao fogo brando, até ferver. Após a ebulição, retire as impurezas que sobem à superfície do caldo, utilizando uma folha de papel toalha. Após 10 minutos de cozimento, adicione os vegetais. Ferva o caldo por mais 20 minutos, em fogo brando, e apague o fogo. Deixe descansar por cinco minutos e, delicadamente, com a ajuda de uma concha e de uma peneira, coe o caldo. Resfrie imediatamente, colocando-o em uma vasilha com água e gelo, e coloque-o na geladeira. Após duas horas na geladeira, retire, com auxílio de uma colher, a gordura solidificada na superfície.
- **Outras opções de preparo:** É possível substituir a carne de vitela por carne de frango ou de peru.

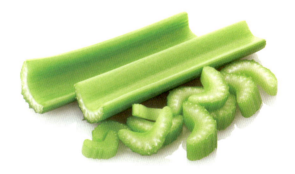

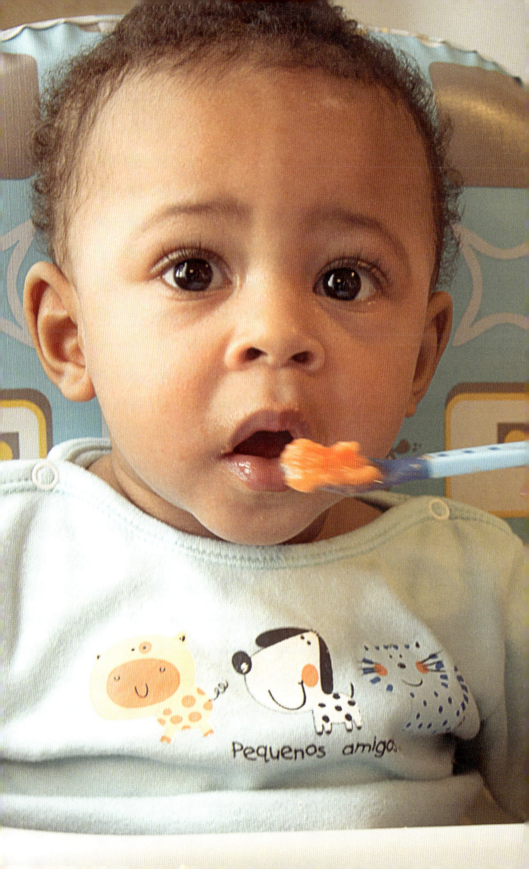

2. Dos 9 aos 12 meses

Semolina com ameixa

Ingredientes

- 20 g de semolina;
- 150 ml de leite próprio para o desmame;
- 50 ml de água filtrada;
- 60 g de ameixa ralada.

Modo de preparo

- **Preparação:** Coloque o leite e a água em uma panelinha antiaderente. Coloque a semolina em uma vasilha. Separe um batedor bem firme para misturar a semolina durante o cozimento.
- **Cozimento:** Leve ao fogo o leite com água, até levantar fervura. Tire do fogo e acrescente a semolina, misture rapidamente com o batedor até obter uma mistura lisa e homogênea. Leve ao fogo novamente e cozinhe por mais 10 minutos, sempre mexendo com uma colher de pau.
- **Para servir:** Coloque a semolina cozida no prato, acrescente a ameixa ralada, misture muito bem e sirva.
- **Outras opções de preparo:** Para variar o sabor, substitua a fruta.

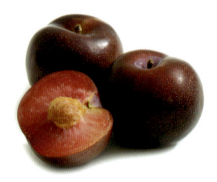

Purê de legumes com carne e macarrãozinho

Ingredientes

- 250 ml de purê de legumes, de consistência bem líquida;
- 2 colheres de sopa rasas de macarrãozinho para sopa;
- 1 colher de chá de azeite extravirgem;
- 1 colher de chá de queijo parmesão ralado;
- 60 g de carne cozida e bem desfiada ou batida no mixer.

Modo de preparo

- **Preparação:** Bata os legumes no liquidificador ou amasse-os bem com um garfo e coloque a mistura em uma panela.
- **Cozimento:** Leve ao fogo a panela até levantar fervura. Apague o fogo, espere dois minutos e adicione o macarrãozinho. Mexa bem com uma colher e leve novamente ao fogo. Deixe ferver em fogo brando até que o macarrão esteja cozido.
- **Para servir:** Coloque no prato, misture a carne, o queijo e o azeite.
- **Outras opções de preparo:** Substitua a carne por frango.

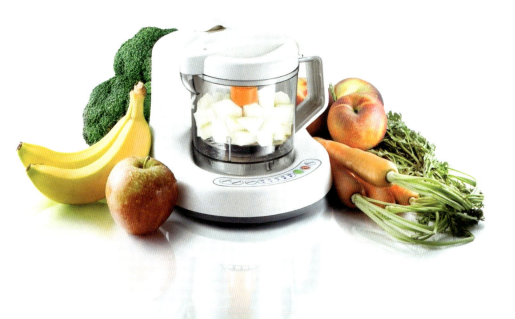

Cabelinho de anjo com creme de abóbora

Ingredientes

- 250 ml de caldo de legumes e verduras;
- 20 g de macarrão cabelo de anjo;
- 100 g de abóbora;
- 1 colher de chá de queijo parmesão ralado;
- 1 colher de chá de azeite de oliva extravirgem.

Modo de preparo

- **Preparação:** Lave muito bem a abóbora, descasque e corte a polpa em pedaços pequenos.
- **Cozimento:** Cozinhe a abóbora em um pouco de água fervente em fogo brando por 15 minutos. Retire a abóbora cozida com uma escumadeira e reserve a água do cozimento. Coloque a abóbora no liquidificador. Adicione o queijo parmesão ralado e o azeite. Bata muito bem até obter uma mistura homogênea. Coloque o caldo de legumes e verduras em uma panela, acrescente a água do cozimento da abóbora e leve ao fogo até levantar fervura. Cozinhe o macarrão cabelo de anjo nesse caldo por alguns minutos.
- **Para servir:** Quando a massa estiver cozida, escorra, coloque no prato e cubra com o creme de abóbora. Se quiser, acrescente algumas gotas de azeite ao prato e sirva.
- **Outras opções de preparo:** Pode-se substituir a abóbora por outros vegetais, como, por exemplo, cenoura, batata, couve-flor, repolho etc. Siga sempre o mesmo modo de preparo.

QUE DELÍCIA DE PAPINHA!

Meu anjinho amarelinho

Um anjinho voava pelas nuvens de algodão,
todo branquinho dos cabelos até o dedão.
Cansado de todo aquele brancor,
pediu ao sol um grande favor.

Queria a boca rosada
E bochechas coradas
E, ao pedir raios de sol no cabelo,
o sol resolveu ouvir seu apelo.

Cabelinhos de anjo a mamãe preparou
Abóbora e queijo com cuidado misturou
Criou uma papinha toda amarelinha
Para o nenê abrir bem a boquinha!

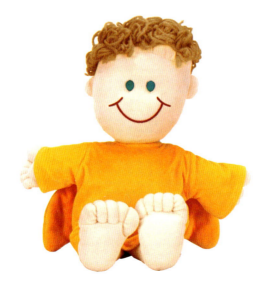

Creme de legumes e ricota com macarrãozinho

Ingredientes

- 3 colheres de sopa rasas de macarrão para sopa (risoni, argolinha ou ave-maria)
- 50 g de abobrinha;
- 50 g de batata;
- 20 g de ricota;
- 1 litro de água filtrada.

Modo de preparo

- **Preparação:** Lave cuidadosamente os legumes. Descasque as batatas e lave-as novamente. Corte os legumes em pedaços pequenos e conserve-os em vasilhas separadas com água fria.
- **Cozimento:** Leve ao fogo uma panela com a água, deixe ferver. Coloque as batatas e, após dois minutos, adicione as abobrinhas, deixe ferver em fogo brando por 10 minutos. Retire os legumes com uma escumadeira e bata-os no liquidificador juntamente com a ricota ou amasse-os muito bem com um garfo. Enquanto isso, coloque o macarrão na água de cozimento dos legumes e deixe ferver por 5 minutos.
- **Para servir:** Escorra o macarrão e misture com o creme de legumes.
- **Atenção:** Para evitar que a água derrame, adicione o macarrão um pouco antes do ponto de fervura.

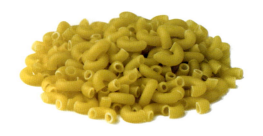

Creme de frango

Ingredientes

- 50 g de peito de frango;
- 2 colheres de sopa rasas de creme de arroz;
- 80 ml de leite para desmame;
- 100 ml de caldo de legumes e verduras.

Modo de preparo

- **Preparação:** Lave bem os legumes e as verduras e corte-os em pedaços pequenos. Cuidado com a qualidade do peito de frango, que deve ser fresco e ter sido mantido sob refrigeração.
- **Cozimento:** Ferva os legumes e as verduras para preparar o caldo. Acrescente o peito de frango e cozinhe por 10 minutos. Dissolva o creme de arroz com o leite frio e uma dose do caldo, de maneira a obter uma mistura cremosa. Cozinhe em fogo brando por 10 minutos, acrescentando caldo para manter a consistência cremosa, sempre que necessário. Enquanto isso, bata o peito de frango com um pouco de caldo no liquidificador ou mixer.
- **Para servir:** Acrescente o peito de frango batido ao creme e sirva na consistência desejada.
- **Outras opções de preparo:** Substitua o creme de arroz por 50 g de arroz bem cozido, deixando-o cozinhar em uma mistura de 200 ml de leite e 200 ml de caldo de legumes e verduras.

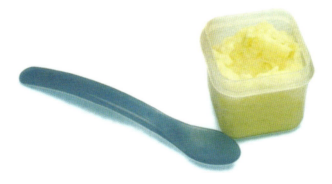

Sopa de arroz com leite

Ingredientes

- 50 g de arroz;
- 100 ml de leite próprio para o desmame;
- 300 ml de água filtrada;
- 2 colheres de chá de queijo parmesão ralado, para sopa salgada ou 1 colher de chá de açúcar para sopa doce.

Modo de preparo

- **Preparação:** Lave bem o arroz com água fria.
- **Cozimento:** Leve ao fogo o leite com a água, deixe ferver e acrescente o arroz, misture e cozinhe em fogo brando por 30 minutos e 5 minutos antes do término do cozimento, acrescente o queijo ralado, misture bem até dissolvê-lo e obter uma massa homogênea e cremosa.
- **Para servir:** Com um garfo ou com uma espátula, amasse muito bem o arroz, ainda dentro da panela. Acrescente um pouco de leite se necessário.
- **Outras opções de preparo:** Para obter um arroz doce, em vez do queijo ralado acrescente açúcar 5 minutos antes do término do cozimento.

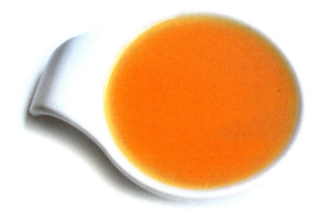

Creme de legumes com leite

Ingredientes

- 100 g de batata;
- 50 g de abobrinha;
- 50 g de cenoura;
- 30 g de vagem;
- 100 ml de leite próprio para o desmame;
- 200 ml de água filtrada.

Modo de preparo

- **Preparação:** Lave cuidadosamente os legumes. Descasque as cenouras, elimine as extremidades das vagens e abobrinhas, por fim corte tudo em pedaços pequenos.
- **Cozimento:** Leve ao fogo uma panela com o leite e a água, acrescente os legumes picados e cozinhe a fogo brando por 10 minutos.
- **Para servir:** Após o cozimento, bata tudo no liquidificador ou amasse bem com um garfo e sirva com algumas gotas de azeite de oliva extravirgem.
- **Outras opções de preparo:** Utilize as verduras e legumes da estação.

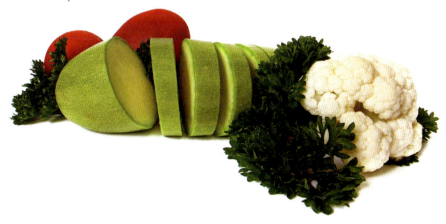

Abobrinhas gratinadas

Ingredientes

- 150 g de abobrinha;
- 20 g de ricota;
- 50 ml de leite próprio para o desmame;
- 1 colher de chá de queijo parmesão ralado.

Modo de preparo

- **Preparação:** Lave e limpe bem as abobrinhas, elimine as extremidades e corte-as em pequenos pedaços. Com um batedor firme ou com um garfo, misture bem a ricota com o leite, até obter uma mistura homogênea.
- **Cozimento:** Cozinhe a abobrinha em água fervente. Após o cozimento, retire-a da água e bata-a no liquidificador até obter uma mistura bem lisa e cremosa. Unte uma vasilha e coloque o creme de abobrinha. Com uma colher, espalhe por cima o creme de ricota e por último o queijo parmesão. Leve ao forno para gratinar.
- **Para servir:** Quando estiver bem gratinado, retire do forno, deixe amornar e sirva.
- **Outras opções de preparo:** Substitua as abobrinhas por outros legumes da estação ou por macarrão para sopa bem cozido.

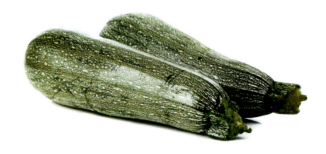

Purê ou flã de abobrinhas

Ingredientes

- 150 g de abobrinha;
- 100 g de batata;
- 500 ml de leite próprio para o desmame;
- 1 colher de chá de queijo parmesão ralado.

Modo de preparo

- **Preparação:** Lave bem os legumes. Elimine as extremidades da abobrinha e corte-a em pedaços pequenos. Descasque as batatas, lave-as novamente e corte-as em pedaços pequenos.
- **Cozimento:** Cozinhe as batatas em uma panela com pouca água. Em outra panela, ferva o leite, acrescente a abobrinha e cozinhe por 10 minutos. Adicione as batatas cozidas e cozinhe por mais 10 minutos. Escorra e bata tudo no liquidificador ou amasse bem com um garfo. Por fim, tempere com o queijo ralado.
- **Para servir:** Coloque o purê em um prato e verifique a consistência. Se necessário, acrescente um pouco da água de cozimento dos legumes.
- **Outras opções de preparo:** Quando a criança completar um ano, pode-se adicionar *croutons* de pão de forma: corte o pão em cubinhos e leve ao forno, por 5 minutos, a uma temperatura de 180°C.

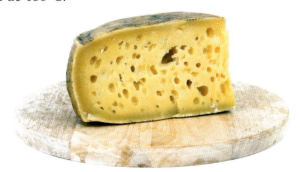

Pancotto

Ingredientes

- 200 ml de caldo de carne;
- 1 pãozinho amanhecido ou duas colheres de sopa rasas de pão amanhecido ralado;
- 1 colher de chá de azeite de oliva extravirgem;
- 1 colher de chá de queijo parmesão ralado.

Modo de preparo

- **Preparação:** Retire a casca do pão amanhecido, pique o miolo em pequenos pedaços e coloque em uma forma. Prepare o caldo de carne (cf. receita à p. 52).
- **Cozimento:** Leve o pão ao forno para tostar, por 30 minutos. Verifique o ponto e controle o tempo, até que o pão esteja tostado. Coloque o caldo em uma panela e leve ao fogo para ferver, acrescente o pão a gosto e deixe cozinhar por 15 minutos. Cinco minutos antes do término do cozimento, acrescente o queijo ralado e deixe cozinhar em fogo muito brando.
- **Para servir:** Coloque o *pancotto* no prato, regue com algumas gotas de azeite e sirva.
- **Outras opções de preparo:** O *pancotto* pode ser preparado em camadas: coloque uma fatia de pão em uma forma, polvilhe queijo ralado, molhe com o caldo de carne, coloque outra fatia de pão, polvilhe o queijo e cubra tudo com o caldo de carne. Leve ao forno por 20 minutos, a uma temperatura de 150°C.

  Na preparação em camadas, pode-se intercalar, juntamente com o queijo ralado, uma camada de purê de legumes cozidos e batidos no liquidificador.

QUE DELÍCIA DE PAPINHA!

A trovinha do Pancotto

Era uma vez um pãozinho,
que brincava no céu, todo fofinho.
Crocante e dourado por fora,
por dentro, macio, gostoso a toda a hora.

Uma linda nuvem o observava,
e pouco a pouco se encantava.
Quando uma tarde, os olhares se cruzaram,
derreteu-se em doce chuva e os dois se apaixonaram.

Nasceu o Pancotto como este no seu pratinho,
que a mamãezinha lhe prepara com todo o carinho.

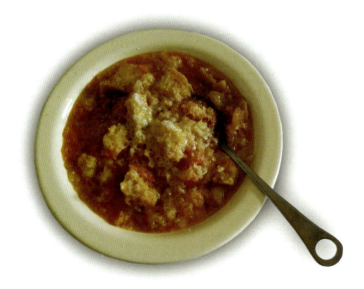

Polentinha

Ingredientes

- 300 ml de leite próprio para o desmame;
- 100 g de açúcar;
- 60 g de farinha de milho pré-cozida.

Opções para variar o prato:

- 2 colheres de sopa rasas de fruta cozida.

Modo de preparo

- **Preparação:** Verifique sempre a qualidade da farinha e a validade do produto.
- **Cozimento:** Ferva o leite em uma panelinha. Quando levantar fervura, retire do fogo, acrescente o açúcar e adicione a farinha, pouco a pouco, polvilhando-a sobre o leite e mexendo sempre com um batedor firme, para não criar grumos. Leve a panela ao fogo novamente e cozinhe em fogo brando por 15 minutos, mexendo sempre com uma colher de pau.
- **Para servir:** Coloque a polenta no prato, deixe amornar e sirva.
- **Outras opções de preparo:** Acrescente um purê de fruta cozida à polentinha.

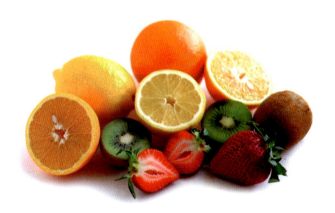

QUE DELÍCIA DE PAPINHA!

Polentinha amarelinha

Sou amarela como o sol de verão.
Macia e quentinha me preparam no fogão.
Vira e mexe a colher de pau,
enquanto o nenê brinca no quintal.

Assim que a mamãe me tira da panela,
o meu perfume sai pela janela.
Vai chamar o nenê para comer,
e com o meu sabor ele vai se surpreender.

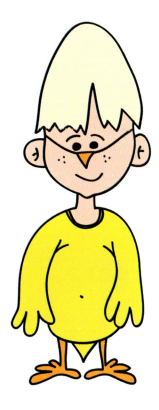

Frango com cereais e erva-doce

Ingredientes

- 300 g de caldo de frango;
- 2 colheres de sopa rasas de creme de cereais;
- 100 g de erva-doce;
- 1 colher de chá de azeite de oliva extravirgem;
- 1 colher de queijo parmesão ralado.

Modo de preparo

- **Preparação:** Lave bem a erva-doce, separando bem as folhas para uma perfeita higienização, e corte-a em pedaços pequenos. Prepare o caldo de frango (cf. receita à p. 52).
- **Cozimento:** Ferva a erva-doce no caldo de frango. Cozinhe, em fogo brando, por 15 minutos. Coe e bata a erva-doce no liquidificador. Dissolva o creme de cereais em um pouco de caldo de frango resfriado. Adicione, novamente, o purê obtido no caldo de frango, acrescente o creme de cereais, misture bem e cozinhe a fogo brando por 15 minutos.
- **Para servir:** Coloque o creme pronto no prato, verifique a consistência e acrescente mais caldo, se necessário. Regue com azeite e polvilhe com queijo parmesão ralado. Misture bem até dissolver completamente o queijo.
- **Outras opções de preparo:** Substitua a erva-doce por outras verduras da estação.

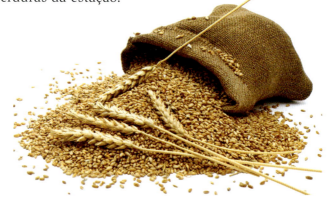

Purê de legumes com macarrãozinho e presunto

Ingredientes

- 100 g de batata;
- 50 g de cenoura;
- 50 g de abobrinha;
- 50 g de couve-flor;
- 2 colheres de sopa de macarrãozinho para sopa (risoni, argolinha ou ave-maria);
- 20 g ou 1 fatia de presunto magro cozido;
- 1 colher de chá de azeite de oliva extravirgem;
- 1 colher de chá de queijo parmesão ralado;
- 1 litro de água filtrada.

Modo de preparo

- **Preparação:** Lave bem as legumes, descasque as batatas e as cenouras, elimine as extremidades da abobrinha. Lave novamente e corte-os em pedaços pequenos.
- **Cozimento:** Cozinhe os legumes na água por 15 minutos. Adicione o presunto cozido e o macarrãozinho e deixe cozinhar, em fogo brando, por mais 10 minutos. Bata tudo com um mixer ou amasse com um garfo.
- **Para servir:** Coloque o purê em um prato, adicione o azeite e o queijo parmesão ralado. Misture bem até dissolver o queijo completamente.
- **Outras opções de preparo:** O macarrãozinho pode ser cozido separadamente, em água, e depois adicionado aos legumes batidos ou amassados.

3. A partir dos 12 meses

Arroz com damascos

Ingredientes

- 40 g de arroz;
- 100 g de polpa de damascos maduros;
- 150 ml de leite próprio para o desmame;
- 100 ml de água filtrada;
- 1 colher de sopa de açúcar;
- ½ colher de chá de suco de limão.

Modo de preparo

- **Preparação:** Lave cuidadosamente o damasco e o limão. Amasse o damasco com um garfo até obter um purê homogêneo. Esprema o limão e coe.
- **Cozimento:** Leve o leite e a água ao fogo até levantar fervura. Coloque o arroz em uma panela antiaderente, adicione a água com o leite fervente e prepare-o como um arroz normal, mas deixe que fique mais empapado. Retire o arroz cozido do fogo e adicione o purê de damascos e o suco de limão, misturando muito bem.
- **Para servir:** Coloque o purê no prato, deixe amornar e sirva.
- **Outras opções de preparo:** Substitua os damascos por outras frutas de polpa macia e sem sementes, como pêssegos, por exemplo.

O Arroz do Oriente

Cansado de brincar sempre com os mesmos sabores,
o arroz queria sentir o gosto do céu, do ar, das flores...
Não queria a companhia só do feijão.
Entrou em um navio e falou com o capitão.

— Leve-me para terras distantes,
não quero mais os sabores de antes,
com o perfume do Oriente misterioso,
vou ficar muito mais gostoso.

Depois de muito viajar,
finalmente conseguiu encontrar,
do damasco a doçura,
e começou uma grande aventura.

O resultado está na sua frente,
abra a boquinha e experimente.
Este risoto diferente,
que veio lá do Oriente.

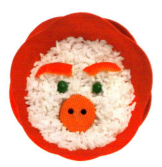

Tortinha de batatas

Ingredientes

- 150 g de batata;
- 20 g de manteiga;
- 50 ml de leite;
- 50 g de presunto em fatias;
- 50 g de queijo mozarela;
- 20 g de pão amanhecido ralado;
- ½ litro de água filtrada.

Modo de preparo

- **Preparação:** Lave as batatas, descasque-as, lave-as novamente e corte-as em pedaços não muito pequenos. Corte as fatias de presunto em pedaços pequenos. Corte a mozarela em pedaços pequenos e misture com o presunto. Unte uma forma individual de alumínio, de cinco centímetros de altura, e enfarinhe com o pão ralado.
- **Cozimento:** Leve ao fogo a água em uma panela, até levantar fervura. Adicione as batatas e cozinhe por 15 minutos, escorra e amasse as batatas com um garfo. Acrescente a manteiga e o leite, o quanto baste, até obter uma massa não muito líquida. Forre a forminha com uma camada de purê, coloque o presunto e o queijo e cubra com mais uma camada de purê. Repita a operação até encher totalmente a forminha. A última camada deve ser de purê. Levar ao forno por 30 minutos, a uma temperatura de 150°C.
- **Para servir:** Retire do forno, desenforme diretamente sobre um prato, deixe amornar e sirva.
- **Outras opções de preparo:** Pode-se cozinhar o prato em banho-maria, garantindo, assim, uma textura mais macia. Substitua o presunto por carne moída cozida, frango ou peixe desfiado, ou legumes picados.

Torta de massa folhada com batatas e queijo fresco

Ingredientes

- 100 g de massa folhada;
- 50 g de queijo fresco;
- 50 g de batata;
- 1 folha de sálvia;
- 50 g de farinha de trigo.

Modo de preparo

- **Preparação:** Polvilhe a mesa de trabalho com a farinha. Abra a massa folhada até 3 mm de espessura. Lave, descasque e lave novamente as batatas antes de cortá-las em rodelas de 0,5 cm de espessura. Lave e enxugue a folha de sálvia. Unte e enfarinhe uma forminha de alumínio de 2 cm de altura e 10 cm de largura.
- **Cozimento:** Cozinhe a batata em água fervente por 5 minutos. Forre com a massa folhada a forminha de alumínio, deixando uma aba de no mínimo 1 cm além da borda. Cubra a massa com fatias de batatas, espalhe o queijo, coloque a folha de sálvia e dobre a aba de massa sobre o recheio. Leve ao forno a uma temperatura de 170°C por 10 minutos. Após esse tempo, diminua a temperatura para 140°C e deixe no forno por mais 10 minutos, de modo que o prato não fique muito seco nem fique com uma cor muito escura.
- **Para servir:** Retire do forno, desenforme, deixe amornar e sirva.
- **Outras opções de preparo:** Substitua o queijo por carnes, peixes ou verduras. Pode-se, também, substituir as batatas por purê de batatas ou um purê de frutas ou por frutas de polpa macia fatiadas.

Batatas ao leite

Ingredientes

- 100 g de batata;
- 1 ovo inteiro;
- 150 ml de leite;
- 20 g de pão amanhecido ralado.

Modo de preparo

- **Preparação:** Lave, descasque e lave novamente as batatas, antes de cortá-las em fatias finas. Quebre o ovo em uma vasilha. Adicione o leite e bata muito bem com um garfo até obter uma mistura lisa e homogênea. Unte uma forma de alumínio de 10 cm de diâmetro por 2 cm de altura, polvilhe com pão ralado ou com farinha de trigo.
- **Cozimento:** Ferva as batatas por três minutos, escorra e coloque-as na forma. Cubra com a mistura obtida de ovo e leite e asse por 30 minutos, a uma temperatura de 140°C.
- **Para servir:** Retire do forno, desenforme, deixe amornar e sirva.
- **Outras opções de preparo:** Adicione outros legumes às batatas.

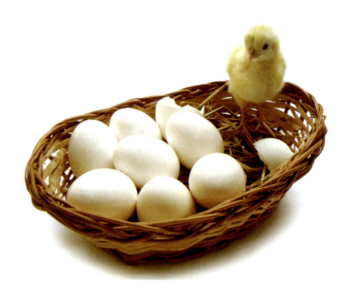

Batatinhas no iogurte

Ingredientes

- 150 g de batatinha pequena;
- 125 g de iogurte integral;
- 1 gema;
- ½ colher de chá de suco de limão.

Modo de preparo

- **Preparação:** Lave muito bem as batatinhas. Lave e esprema o suco do limão e coe. Quebre o ovo e separe a clara da gema.
- **Cozimento:** Ferva as batatinhas com a casca por 15 minutos, escorra e deixe esfriar. Descasque-as, corte-as em fatias e coloque-as em uma forma.
- **Para servir:** Misture bem a gema e o suco de limão com o iogurte. Coloque essa mistura sobre as batatas e deixe descansar por dez minutos. Sirva a seguir.
- **Outras opções de preparo:** Substitua a gema e o suco de limão por uma maionese caseira: bata o ovo no liquidificador em velocidade média por 20 segundos e, logo em seguida, em velocidade máxima. Adicione um fio de azeite de oliva extra-virgem até obter uma massa cremosa e firme.

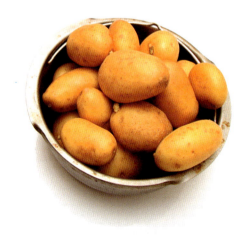

Nhoques de batata e ricota

Ingredientes

- 100 g de batata;
- 50 g de ricota;
- ½ gema de ovo;
- 50 g de farinha de trigo;
- 1 colherzinha de café de azeite de oliva extravirgem;
- 1 colherzinha de chá cheia de queijo parmesão ralado.

Modo de preparo

- **Preparação:** Lave bem as batatas, descasque-as e lave-as novamente. Cozinhe-as na água por 30 minutos, escorra e deixe esfriar. Passe as batatas pelo espremedor, deixando cair a polpa diretamente em uma vasilha. Adicione a ricota, o ovo, a farinha e amasse bem até obter uma mistura homogênea. Deixe descansar a massa por 10 minutos. Corte a massa em fatias de 1 cm de espessura e depois em tiras. Enrole a massa sobre uma superfície enfarinhada e corte-as em pequenos cilindros. Se desejar, faça os nhoques em formato de conchinha, passando-os pelos dentes de um garfo.
- **Cozimento:** Coloque 2 litros de água em uma panela e leve ao fogo. Quando levantar fervura, coloque os nhoques e retire-os assim que subirem à superfície.
- **Para servir:** Coloque-os em um prato e acrescente azeite e queijo parmesão ralado.
- **Outras opções de preparo:** Derrame uma concha de água do cozimento das batatas em uma frigideira, adicione uma colher de chá de azeite de oliva extravirgem, ervas aromáticas e deixe ferver por 2 minutos, até que o molho se reduza à metade e adquira uma consistência densa; retire do fogo, acrescente os nhoques, misture e sirva.

Nhoques de espinafre, batatas e ricota

Ingredientes

- 50 g de batata;
- 50 g de ricota;
- 30 g de espinafre;
- 1 ovo;
- 60 g de farinha de trigo;
- 20 g de manteiga;
- 1 colher de chá de queijo parmesão ralado.

Modo de preparo

- **Preparação:** Lave as batatas, descasque-as, lave-as novamente e cozinhe-as por 30 minutos em água fervente; escorra e deixe esfriar. Lave o espinafre fresco, destaque completamente a folha, conservando a parte dura em uma vasilha. Cozinhe as folhas em pouquíssima água por dois minutos, retire-as com a escumadeira e leve-as diretamente para uma vasilha com água e gelo para esfriar. Escorra, retire bem toda a água e triture-as com o mixer. Passe as batatas pelo espremedor, deixando cair a polpa diretamente em uma vasilha. Adicione a ricota, o ovo, o purê de espinafre, a farinha e amasse bem, até obter uma mistura homogênea. Deixe repousar por 5 minutos. Corte a massa em fatias de 1 cm de espessura e depois em tiras. Enrole a massa sobre uma superfície enfarinhada e corte-as em pequenos cilindros. Se desejar, faça os nhoques em formato de conchinha, passando-os pelos dentes de um garfo.
- **Cozimento:** Ferva os talos do espinafre em uma panela grande com 2 litros de água por 5 minutos. Retire duas conchas da água, coloque-a em uma frigideira, acrescente a manteiga e deixe reduzir pela metade do volume e até obter um molho aveludado. Coe a água de fervura dos talos do espinafre e

leve-a ao fogo. Quando levantar fervura, coloque os nhoques. Assim que subirem à superfície, retire-os.

- **Para servir:** Misture os nhoques com o molho pronto e longe da fonte de calor. (Lembre-se de que os nhoques não podem ser levados ao fogo depois de prontos.) Polvilhe o queijo parmesão ralado.

- **Outras opções de preparo:** Se preferir, cozinhe as batatas com casca, iniciando o cozimento em água fria.

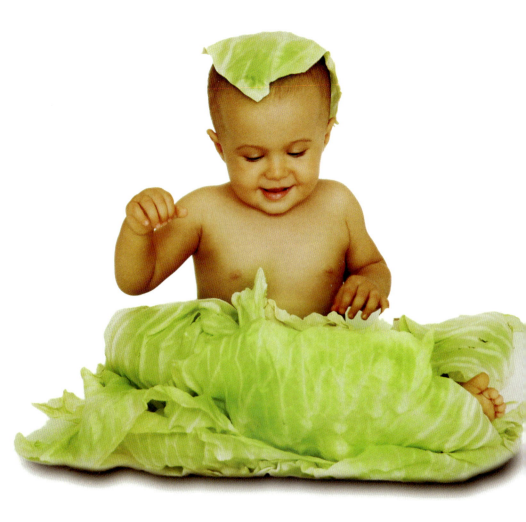

Rocambole de batatas com espinafre

Ingredientes

- 200 g de batata;
- 1 gema de ovo;
- 50 g de farinha de trigo;
- 100 g de espinafre;
- 20 g de queijo parmesão ralado;
- 1 colher de chá de suco de limão;
- 1 colher de azeite de oliva extravirgem.

Modo de preparo

- **Preparação:** Lave as batatas, descasque-as, lave-as novamente, corte-as em pedaços pequenos e cozinhe-as no vapor. Lave bem o espinafre, passando-os muitas vezes em água corrente, e cozinhe-os no vapor. Lave o limão, corte-o em duas partes e esprema-o. Passe a batata cozinha pelo espremedor, adicione a farinha até obter uma mistura homogênea. Bata o espinafre no liquidificador com a gema de ovo e o queijo parmesão ralado. Estenda filme plástico sobre a superfície de trabalho bem seca. Espalhe uma camada de 0,5 cm de massa de batata fria, de modo a obter um pequeno retângulo. Espalhe por cima dessa camada de batatas o purê de espinafre frio e, delicadamente, procure enrolar a massa, formando um rocambole. Embrulhe com o filme plástico, fechando bem as extremidades.

- **Cozimento:** Cozinhe o rocambole com o filme plástico por 15 minutos em água fervente. Retire-o da água delicadamente, com ajuda de uma escumadeira. Coloque-o em uma forma, elimine o filme plástico e deixe-o esfriar.

- **Para servir:** Corte o rocambole em fatias de 1 cm de espessura e regue com um pouco de azeite e suco de limão.

- **Outras opções de preparo:** substitua o espinafre por outra verdura ou peixe cozido.

Bolinhas de frango

Ingredientes

- 130 g de peito de frango;
- 100 g de batata;
- 1 ovo;
- 50 g de folhas de acelga;
- 1 colher de chá de queijo parmesão ralado;
- 1 colher de azeite de oliva extravirgem.

Modo de preparo

- **Preparação:** Retire a gordura e a cartilagem do peito de frango e corte-o em pedaços pequenos. Lave as batatas, descasque-as, lave-as novamente e corte-as em pequenos pedaços. Lave muito bem as folhas da acelga.
- **Cozimento:** Cozinhe a carne de frango e as batatas no vapor por 15 minutos. Adicione as folhas de acelga e deixe cozinhar por mais 5 minutos. Bata as batatas e a carne de frango no liquidificador, acrescente o ovo, o queijo ralado e, com a massa obtida, forme bolinhas. Envolva-as com a folha de acelga e embrulhe-as, uma a uma, em filme plástico. Cozinhe as bolinhas por mais 4 minutos, escorra e elimine o filme plástico. Esse tipo de cozimento garante a maciez da carne e a delicadeza da acelga.
- **Para servir:** Servir com um pouco de azeite.
- **Outras opções de preparo:** Pode-se substituir a carne de frango por outro tipo de carne ou peixe.

QUE DELÍCIA DE PAPINHA!

Bolinhas! Bolinhas! Bolinhas!

Bolinhas! Bolinhas! Bolinhas!
Grita o cozinheiro lá da cozinha.
Bolinhas de frango ou de galinha,
Quem vai querer levante a mãozinha.

Bolinhas! Bolinhas! Bolinhas!
Douradas, macias e redondinhas,
Elas são sempre as mais fofinhas.
Quem vai querer levante a mãozinha.

Bolinhas! Bolinhas! Bolinhas!
Grita o cozinheiro lá da cozinha.
Só ficou uma no prato, sozinha...
Quem vai querer levante a mãozinha.

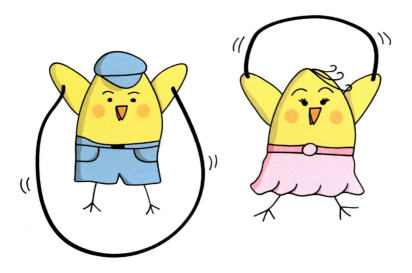

Purê de lentilhas

Ingredientes

- 100 g de lentilhas;
- 1 ovo;
- 1 colher de chá de óleo de oliva extravirgem.

Para o molho bechamel:

- 200 ml de leite;
- 10 g de manteiga;
- 1 colher de sopa de farinha de trigo.

Modo de preparo

- **Preparação:** Coloque as lentilhas de molho por no mínimo 6 horas em uma vasilha com muita água fria filtrada e mantenha-as na geladeira. Escorra e deixe as lentilhas de molho em água filtrada fria por 10 minutos e escorra novamente.
- **Cozimento:** Leve uma panela ao fogo com um litro de água fria e coloque as lentilhas. Assim que começar a ferver, diminua a chama e cozinhe por mais 20 minutos. Ferva o leite em uma panelinha. Em outra panela, derreta a manteiga, adicione a farinha e com um pequeno batedor misture bem até obter uma massa macia. Misture a metade do leite fervente à farinha com a manteiga, bata bem até obter uma mistura firme e lisa, complete com o leite, misture bem e deixe cozinhar por 5 minutos em fogo brando, mexendo sempre com uma colher de pau, para que não grude no fundo. Quando as lentilhas estiverem cozidas, escorra-as e triture-as com o mixer, despeje no molho bechamel e cozinhe por mais 10 minutos.
- **Para servir:** Coloque o conteúdo em um prato, deixe amornar, regue com azeite de oliva extravirgem, misture e sirva.
- **Outras opções de preparo:** É possível substituir a lentilha por outras leguminosas de sua preferência (feijão, ervilha, fava, grão-de-bico ou soja), utilizando sempre a mesma técnica para o cozimento.

Purê de abobrinha

Ingredientes

- 150 g de abobrinha;
- 100 g de batata;
- 100 ml de leite;
- 100 ml de água filtrada;
- 1 colher de chá de queijo parmesão ralado.

Modo de preparo

- **Preparação:** Lave as abobrinhas, elimine as extremidades e corte-as em pedaços pequenos. Lave a batatas, descasque-as, lave-as novamente e corte-as em pedaços pequenos.
- **Cozimento:** Coloque o leite em uma panela e adicione a mesma medida de água. Acrescente as batatas e as abobrinhas. Deixe ferver e mantenha o cozimento em fogo brando por 15 minutos, no mínimo. Retire a espuma que se formou na superfície e bata tudo no liquidificador.
- **Para servir:** Coloque o purê em um prato, polvilhe com queijo parmesão ralado, deixe amornar e sirva.
- **Outras opções de preparo:** Utilize outros tipos de legumes, escolhendo as combinações de acordo com a programação do cardápio semanal. Acrescente *croutons* feitos com pão torrado no forno.

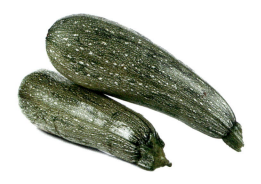

Cogumelos ao molho branco

Ingredientes

- 200 g de cogumelos tipo *porcini* frescos ou 20 g de *funghi secchi*;
- 50 g de cenoura;
- 50 g de queijo fresco;

Para o *velouté*:

- 500 ml de caldo de carne;
- 15 g de manteiga;
- 1 colher de chá de farinha de trigo.

Modo de preparo

- **Preparação:** Limpe os cogumelos com uma escovinha e lave--os muito bem. Caso opte pelos *funghi secchi*, lave-os bem com uma escovinha e deixe-os de molho em água filtrada por 2 horas. Escorra e lave-os novamente para retirar qualquer resquício de terra. Corte os cogumelos em fatias e, depois, em tiras bem finas. Coloque-os sobre uma folha de papel toalha. Mantenha-os na geladeira por 1 hora, no mínimo. Lave, descasque e elimine as extremidades das cenouras. Corte-as em fatias e depois em tiras finas.
- **Cozimento:** Doure a manteiga em uma panela, adicione a farinha e, com uma colher de pau, misture bem até obter uma massa macia. Acrescente os cogumelos e a cenoura. Cozinhe em fogo muito brando por 5 minutos. Adicione o caldo de carne até obter uma mistura cremosa. Deixe ferver por mais 20 minutos em fogo muito brando, mexendo sempre com uma colher de pau para não grudar.
- **Para servir:** Após o cozimento, misture o queijo fresco até que se dissolva completamente. Deixe amornar e sirva.
- **Outras opções de preparo:** Substitua os legumes por outros disponíveis na estação ou conforme o cardápio previsto. Esta receita também pode ser utilizada como recheio para tortinhas.

Bocadinhos de queijo

Ingredientes

- 50 g de miolo de pão;
- 50 g de queijo parmesão ralado;
- 50 g de queijo fresco;
- 1 ovo;
- 1 colher de sopa de leite;
- 100 g de farinha de trigo.

Modo de preparo

- **Preparação:** Retire a casca do pãozinho e pique o miolo em pedaços pequenos. Bata a gema com a clara, utilizando um garfo. Coloque o miolo de pão em uma vasilha, adicione o leite frio, o queijo parmesão ralado, o ovo batido e o queijo fresco. Leve à geladeira. Após 1 hora, no mínimo, retire da geladeira e misture tudo muito bem até obter uma mistura homogênea. Faça pequenas bolinhas, passe na farinha de trigo e coloque-as em uma forma antiaderente sobre uma folha de papel manteiga.
- **Cozimento:** Leve ao forno a uma temperatura de 150°C por, no mínimo, 30 minutos.
- **Para servir:** Deixe amornar e sirva.
- **Outra opção de servir:** Acompanhe as bolinhas com um purê de vegetais.

Linguado

Ingredientes

- 120 g de filé de linguado;
- 100 g de batata;
- 50 g de polpa de tomates sem pele e sem sementes;
- 1 colher de sopa de azeite de oliva extravirgem;
- 1 colher de chá de suco de limão.

Modo de preparo

- **Preparação:** Lave muito bem o filé de peixe e coloque-o em um recipiente para o cozimento no vapor. Lave as batatas, descasque-as, lave-as novamente, corte-as em pedaços pequenos. Lave bem os tomates e, com uma faquinha, faça um pequeno corte na pele. Leve ao fogo uma panelinha com água para ferver. Mergulhe os tomates, um a um, por 10 segundos na água fervente, retire-os da água e coloque-os imediatamente em água com gelo. Retire a pele com ajuda de uma faquinha. Corte os tomates em quatro partes, retire as sementes e corte em cubinhos. Lave o limão, corte-o em duas partes e esprema-o para extrair o suco, coe e reserve até o momento de servir.
- **Cozimento:** Cozinhe o filé de linguado no vapor. Cozinhe as batatas com os tomates na panela de pressão.
- **Para servir:** Amasse bem as batatas e os tomates até obter um purê macio e rosado, coloque o filé de linguado no prato, regue com o suco de limão e distribua o purê ao redor do peixe.
- **Outras opções de preparo:** Escolha outros legumes conforme a estação do ano, corte-os em tiras finas, sirva-os juntamente com o filé de linguado e regue com azeite de oliva extravirgem.

QUE DELÍCIA DE PAPINHA!

A peixinha esnobe

Entre as peixinhas ela era a mais esnobe,
toda, toda, desfilava: sobe e desce, desce e sobe.
Com seu vestido de paetês cheio de brilho,
não se esquecia de colocar o espartilho.

Hoje desfila aqui à nossa mesa.
Tão vaidosa parece uma baronesa.
— Sou a mais linda — diz —, macia e gostosa.
Prove e diga se não sou a mais saborosa!

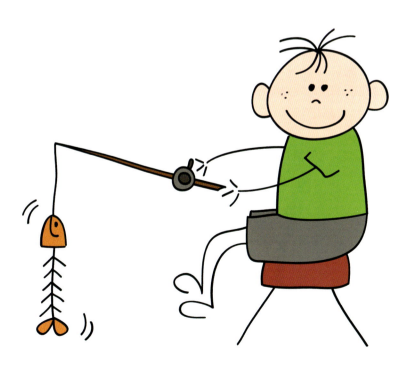

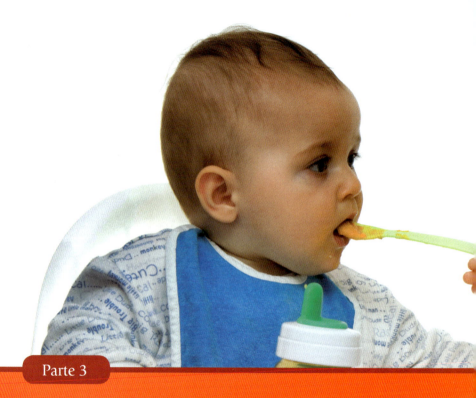

Parte 3

Refeições completas

1. Pratos principais à base de massas e arroz – fonte de carboidratos
2. Pratos principais à base de carnes, peixes e ovos – fonte de proteínas
3. Sobremesas

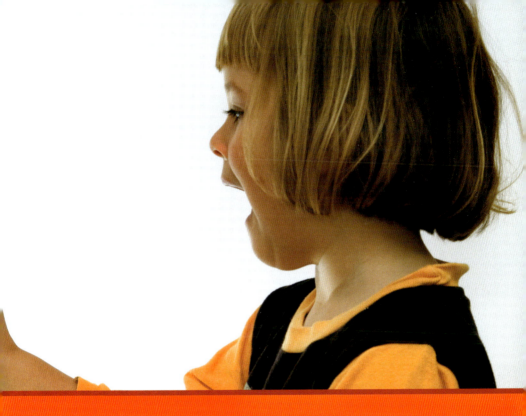

Agora que seu filho já está mais crescidinho, está na hora de aprimorar o seu paladar e permitir-lhe degustar os mesmos pratos que o restante da família.

Na fase de 1 a 3 anos a criança começa a demonstrar as suas preferências. É preciso respeitar o gosto particular de seu filho, mas evite fazer uma comida especial só para ele. Para garantir que receberá todos os nutrientes de que precisa, certifique-se que suas refeições contenham alimentos de todos os grupos alimentares: carboidratos; frutas, verduras e legumes; proteínas; leite ou derivados. Lembre-se de que um prato colorido e uma boa apresentação agradam também ao olhar – um importante estímulo para despertar a vontade de comer – e que o seu exemplo, como pai ou mãe, é o principal fator de convencimento para ensinar seu filho a comer de tudo.

A seguir são apresentadas algumas receitas para refeições que agradarão a adultos e crianças, baseadas na reconhecidamente saudável dieta mediterrânea e no movimento *slow food*, que prezam a culinária simples e ingredientes saudáveis. Adapte-as aos ingredientes disponíveis em cada estação na sua região, ao seu gosto pessoal e à quantidade de pessoas que irão comer.

A Editora

1. Pratos principais à base de massas e arroz – fonte de carboidratos

Penne com fios de queijo

Ingredientes

- 30 g de queijo brie;
- 50 g de macarrão tipo *penne*;
- 50 g de vagem;
- 50 g de espinafre fresco.

Modo de preparo

- **Preparação:** Lave bem e limpe cuidadosamente as vagens e as folhas de espinafre; corte o queijo em pedaços pequenos.
- **Cozimento:** Ferva em uma panela larga 2 litros de água com um fio de azeite e uma pitada de sal, adicione o macarrão; 8 minutos antes do término do cozimento, acrescente as vagens e, 3 minutos depois, os espinafres. Cozinhe em fogo brando (se quiser, acrescente um pouco mais de sal, a gosto). Após o tempo de cozimento indicado pelo fabricante do macarrão, escorra.
- **Para servir:** Coloque o macarrão com as verduras em uma travessa, coloque o queijo, deixe amornar e quando o queijo começar a formar fios, misture bem e sirva.
- **Outras opções de preparo:** Utilize verduras frescas próprias da estação.

Penne com rosbife

Ingredientes

- 50 g de macarrão tipo *penne*;
- 30 g de rosbife;
- 100 g de tomates frescos;
- 1 colher de chá de azeite de oliva extravirgem.

Modo de preparo

- **Preparação:** Lave bem os tomates e, com uma faquinha, faça um pequeno corte na pele deles. Leve ao fogo uma panelinha com água para ferver. Mergulhe os tomates, um a um, por 10 segundos na água fervendo, retire-os da água e coloque-os imediatamente em água com gelo. Retire a pele com ajuda de uma faquinha. Corte os tomates em quatro partes, retire as sementes e corte em cubinhos. Corte o rosbife em tiras finas.
- **Cozimento:** Leve dois litros de água ao fogo. Quando levantar fervura, adicione o macarrão, com um fio de azeite e uma pitada de sal. Enquanto isso, leve ao fogo, em uma panelinha, os tomates com 1 concha da água do cozimento do macarrão e o azeite. Deixe cozinhar por 10 minutos. Após o tempo indicado pelo fabricante do macarrão, escorra e coloque-o na panelinha com molho; adicione a carne e deixe cozinhar por mais três minutos. Verifique o ponto do molho e, se preciso, adicione um pouco mais da água de cozimento do macarrão.
- **Para servir:** Sirva o macarrão com o molho e regue com um fio de azeite.
- **Outras opções de preparo:** Substitua o rosbife por presunto cozido ou copa magra.

Passatelli

Ingredientes

- 50 g de pão ralado ou farinha de rosca;
- 1 ovo inteiro;
- 50 g de parmesão;
- 2 colheres de sopa de molho de tomate.

Modo de preparo

- **Preparação:** Bata o ovo com um garfo; adicione o pão ralado e o queijo. Misture bem com uma colher e deixe descansar na geladeira por, no mínimo, 30 minutos. Retire da geladeira e trabalhe a massa formando pequenos rolinhos em forma de bastõezinhos. Caso a massa fique muito mole, adicione mais pão ralado; caso fique muito dura, adicione um pouco de água do cozimento da massa.
- **Cozimento:** Leve 1 litro de água ao fogo; quando levantar fervura, coloque a massa e cozinhe em fogo muito brando (o cozimento em alta ebulição pode desfazer a massa). Quando subir à superfície, retire as massinhas com uma escumadeira.
- **Para servir:** Coloque os *passatelli* em um prato, regue com um pouco de azeite de oliva extravirgem e com o molho de tomates.
- **Outras opções de servir:** Os *passatelli* também podem ser servidos com purê de legumes, queijos frescos de massa mole, presunto batido no liquidificador com um pouco da água de cozimento da massa, peixe ou frango cozido no vapor.

QUE DELÍCIA DE PAPINHA!

A trovinha dos passatelli

Como raios que o sol encheu de cor,
são espaguetes de delicioso sabor;
são os cabelos de um mago doidão
lá da Itália, o país do macarrão.

Os passatelli, com molhos variados,
dão água na boca a quem, com cuidados,
prova a sua textura, maciez e sabor.
E, por que não, saboreia até a cor!

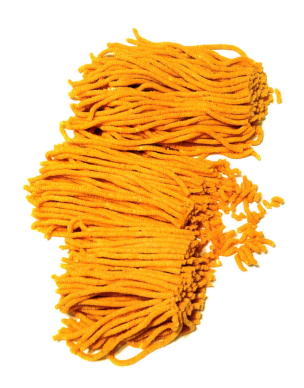

Massa com ricota e hortelã

Ingredientes

- 2 colheres de sopa de macarrão para sopa (risoni, argolinha, ave-maria);
- 30 g de ricota;
- 2 folhas de hortelã;
- 1 colher de café de azeite de oliva extravirgem.

Modo de preparo

- **Preparação:** Lave bem as folhas de hortelã e pique-as em pedacinhos pequenos (não use a faca para não triturá-las). Em uma vasilha pequena misture a ricota com as folhas de hortelã picadas (se quiser, adicione uma pitada de sal).
- **Cozimento:** Leve uma panela ao fogo com 1 litro de água. Quando levantar fervura, tire do fogo, aguarde um minuto e acrescente o macarrão; leve novamente ao fogo e deixe cozinhar por 15 minutos com um fio de azeite e uma pitada de sal.
- **Para servir:** Escorra a massa e coloque-a em um prato fundo, acrescente a ricota, misture, regue com o azeite e sirva.
- **Outras opções de preparo:** Substitua a ricota por purê de vegetais ou de carne, sempre cozidos no vapor.

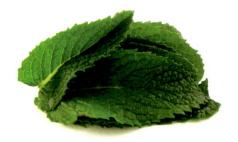

QUE DELÍCIA DE PAPINHA!

A história de Carlota, que adora ricota

Esta é a história de Carlota,
que só comia ricota com ricota.
No café, almoço e jantar,
não queria outra coisa provar.

A mãe já estava preocupada,
e achava que a menina estava muito ricotada.
Foi à cozinha e, como os grandes inventores,
acrescentou à ricota um festival de sabores.

Carlota toda curiosa, a cada dia,
uma nova aventura culinária vivia.
E, dentre todos os pratos inventados pela mãe,
prefere a ricota temperada com hortelã.

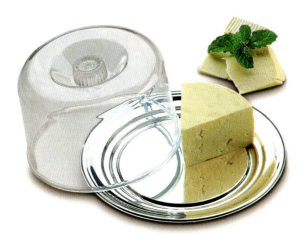

Macarrão com abobrinha

Ingredientes

- 40 g de macarrão tipo *penne*;
- 60 g de mozarela;
- 100 g de abobrinha;
- 1 colher de sopa de queijo parmesão ralado;
- 1 colher de chá de azeite de oliva extravirgem.

Modo de preparo

- **Preparação:** Lave e corte as extremidades das abobrinhas. Corte-as em rodelas de 0,5 cm de espessura. Corte a mozarela em pedaços pequenos.
- **Cozimento:** Cozinhe a abobrinha no vapor. Cozinhe o macarrão e, após o tempo indicado pelo fabricante, escorra e coloque-o em uma forma. Adicione a abobrinha e a mozarela, misture bem e polvilhe com o queijo parmesão ralado. Leve ao forno por 5 minutos a uma temperatura de 150°C.
- **Para servir:** Retire a forma do forno, coloque a massa no prato, deixe amornar, regue com um fio de azeite e sirva.
- **Outras opções de preparo:** Substitua a abobrinha por outros legumes e a mozarela por outros tipos de queijos.

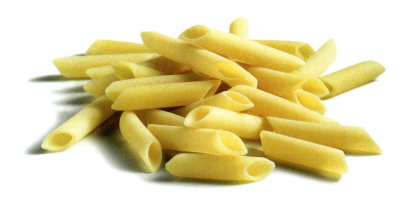

Panzerotti de batata com pão e tomate

Ingredientes

- 50 g de farinha de trigo;
- 100 g de batata;
- 1 gema;
- 100 g de tomate fresco;
- 1 pãozinho comum;
- 1 colher de chá de azeite de oliva extravirgem.

Modo de preparo

- **Preparação:** Lave as batatas, descasque-as, lave-as, novamente, corte-as em pedaços irregulares e cozinhe-as no vapor. Deixe esfriar e passe pelo espremedor de batatas, deixando cair o purê em uma vasilha. Adicione a farinha e misture bem para eliminar os grumos. Acrescente a gema batida e trabalhe a massa até obter uma mistura homogênea, semelhante à massa para nhoques. Lave bem os tomates e, com uma faquinha, faça um pequeno corte na pele deles. Leve ao fogo uma panelinha com água para ferver. Mergulhe os tomates, um a um, por 10 segundos na água fervente, retire-os da água e coloque-os imediatamente em água com gelo. Retire a pele com ajuda de uma faquinha, corte-os em quatro partes, retire as sementes e corte-os em cubinhos. Corte o pão em pequenos pedaços e leve-os ao forno para tostar por 10 minutos, a uma temperatura de 150°C ou até ficarem bem crocantes.
- **Cozimento:** Cozinhe os tomates em uma panela com ½ litro de água por 20 minutos (se quiser, adicione uma pitada de sal). Quando estiverem cozidos, retire uma parte dos tomates e coloque-os em uma vasilha; acrescente os cubinhos de pão tostado e deixe de molho por 5 minutos. Reserve o restante do molho. Enfarinhe a superfície de trabalho e abra a massa com um rolo de macarrão até obter uma folha de 0,5 cm de

espessura. Usando uma forminha ou a boca de um copo, corte discos de 5 cm de diâmetro de massa. Coloque um pouco do recheio de tomates com pão nos discos de massa e feche-os em forma de raviólis, molhando as bordas com um pouco de água filtrada. Feche perfeitamente cada *panzerotto*, pressionando bem as bordas. Cozinhe-os em água fervente. À medida que vierem à superfície, retire-os com uma escumadeira.

- **Para servir:** Coloque os *panzerotti* no prato e regue com o molho de tomates restante e com o azeite.
- **Outras opções de preparo:** Substitua o tomate por outros vegetais.

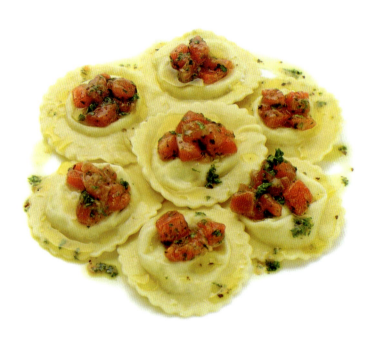

QUE DELÍCIA DE PAPINHA!

A trovinha do Senhor Panzerotti

O Senhor Panzerotti é muito engraçado,
passeia pelas ruas todo engravatado.
Chapéu de batata e um frango na coleira,
toma chá a manhã inteira.

Na lapela tem um relógio cuco,
pulseiras de laranjas – todos pensam que é maluco.
Mas é muito generoso e quer apresentar a você
três amigos e convidá-lo para comer.

Tomate, batatata e pão,
com o Senhor Panzerotti a festa farão.
No seu prato, vão cantar, dançar e sorrir,
coma tudo com vontade e não se esqueça de repetir.

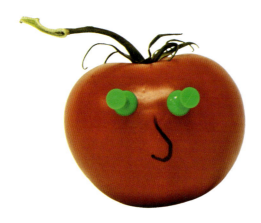

Forminhas de arroz com nozes

Ingredientes

- 60 g de arroz para risoto (tipo carnaroli);
- 250 ml de caldo de carne;
- 10 nozes;
- 1 colher de queijo parmesão ralado.

Modo de preparo

- **Preparação:** Prepare o caldo de carne (cf. receita à p. 52). Picar 5 nozes.
- **Cozimento:** Ferva o caldo de carne. Coloque o arroz em uma panela, leve-a ao fogo, aqueça e vá molhando, aos poucos, com o caldo de carne, mexendo para que não grude no fundo da panela. À medida que o caldo for secando, adicione mais caldo ao arroz. Prove para verificar o ponto de cozimento. Quando o arroz estiver cozido, adicione o queijo e as nozes picadas. Coloque o arroz em forminhas de alumínio levemente untadas e leve ao forno por 8 minutos, a uma temperatura de 150°C.
- **Para servir:** Retire do forno e desenforme diretamente no prato. Enfeite com as nozes restantes e sirva.
- **Outras opções de preparo:** Substitua as nozes por outras frutas oleaginosas ou ervas aromáticas. Lembre-se sempre de colocar no centro da forminha uma guarnição para enfeitar e criar a sensação de surpresa. Se preferir, use o arroz comum na preparação, lembrando-se de deixá-lo com uma consistência mais mole.

Sopa de arroz com castanhas

Ingredientes

- 50 g de arroz;
- 4 castanhas;
- 30 g de toucinho;
- ½ litro de caldo de carne.

Modo de preparo

- **Preparação:** Coloque as castanhas em uma vasilha com água filtrada e deixe-as de molho na geladeira por, no mínimo, 6 horas. Corte o toucinho em pequenos pedaços. Coloque o caldo de carne em uma panelinha.
- **Cozimento:** Escorra as castanhas e coloque-as novamente de molho em água filtrada por mais 10 minutos. A seguir, cozinhe-as por aproximadamente 1 hora em fogo brando. Enquanto isso, doure o toucinho por alguns minutos, cuidado para que não fique muito tostado. Adicione as castanhas, o arroz e o caldo de carne. Cozinhar por mais 20 minutos em fogo brando.
- **Para servir:** Sirva a sopa em um prato fundo com um fio de azeite.
- **Outras opções de preparo:** É possível substituir as castanhas por flocos de aveia ou de cevada, mantendo, sempre, o mesmo modo de preparo.

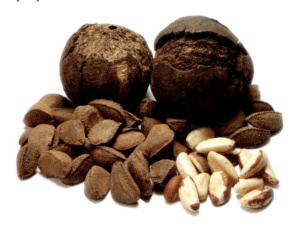

Risoto com frutas vermelhas

Ingredientes

- 70 g de arroz para risoto (tipo arbório);
- 30 g de frutas vermelhas frescas (framboesas, amoras, mirtilos ou morangos);
- 50 g de creme de leite fresco;
- 1 colher de sopa de queijo parmesão ralado;
- ½ litro de caldo de carne ou de vegetais.

Modo de preparo

- **Preparação:** Limpe bem as frutas e deixe-as de molho em água filtrada por 5 minutos. Leve o caldo para ferver em uma panela pequena.
- **Cozimento:** Coloque as frutas e o creme de leite em uma panela e cozinhe em fogo muito brando por 5 minutos. Após o cozimento, despeje o conteúdo no liquidificador e bata até obter um molho homogêneo. Coloque o arroz em uma panela, leve-a ao fogo, aqueça e vá molhando, aos poucos, com o caldo de carne e mexendo para que não grude no fundo da panela. À medida que for secando, adicione mais caldo ao arroz. Prove para verificar o ponto de cozimento. Adicione o queijo ao risoto e misture bem.
- **Para servir:** Coloque o arroz em um prato fundo e despeje o molho de frutas vermelhas por cima; misture levemente, de modo a obter um risoto colorido.
- **Outras opções de preparo:** Se preferir, use o arroz comum na preparação, lembrando-se de deixá-lo com uma consistência mais mole.

Macarrão ao sugo

Ingredientes

- 40 g de macarrão tipo *penne*;
- 1 tomate;
- 1 colher de sopa de azeite de oliva extravirgem;
- 1 colher de chá de queijo parmesão ralado;
- 2 folhas de manjericão.

Modo de preparo

- **Preparação:** Lave bem o tomate e, com uma faquinha, faça um pequeno corte na pele. Leve ao fogo uma panelinha com água para ferver. Mergulhe o tomate por 10 segundos na água fervendo, retire-o da água e coloque-o imediatamente em água com gelo. Retire a pele com ajuda de uma faquinha. Corte o tomate em quatro partes, retire as sementes e corte-o em cubinhos. Lave bem as folhas de manjericão.
- **Cozimento:** Cozinhar o macarrão em muita água fervente, por 15 minutos com um fio de azeite e uma pitada de sal. Coloque 200 ml da água de cozimento do macarrão em uma panela pequena, adicione o tomate picado e cozinhe em fogo brando por 20 minutos. Retire do fogo, acrescente as folhas de manjericão, misture e deixe descansar por 5 minutos. Retire as folhas de manjericão, adicione o macarrão e continue o cozimento por mais 5 minutos, em fogo muito brando.
- **Para servir:** Coloque o macarrão no prato, regue com azeite e polvilhe queijo parmesão ralado.
- **Outras opções de preparo:** Substitua o tomate por outros vegetais, mantendo o mesmo modo de preparo.

Barquinhos de abobrinha

Ingredientes

- 100 g de abobrinha;
- 100 g de batata;
- 2 colheres de chá de queijo parmesão ralado;
- 1 colher de sopa de azeite de oliva extravirgem.

Modo de preparo

- **Preparação:** Lave bem as abobrinhas, corte-as em fatias de 5 centímetros e ao meio no sentido do comprimento. Lave bem as batatas.
- **Cozimento:** Cozinhe as abobrinhas em fogo brando, por 5 minutos, em 1 panela com 1 litro de água fervente. Após o cozimento, escorra e mergulhe-as imediatamente em água com gelo para resfriar. Em outra panela, cozinhe as batatas em fogo brando.
- **Para servir:** Descasque as batatas, tomando cuidado para não desperdiçar muita polpa. Retire a polpa das abobrinhas, com cuidado para manter as bordas intactas. Coloque as batatas e a polpa das abobrinhas no liquidificador, coloque 1 colher de chá de queijo parmesão ralado e um pouco de azeite. Bata até obter uma massa lisa. Com um saco com bico de confeiteiro recheie os barquinhos de abobrinha. Polvilhe queijo parmesão e regue com o restante do azeite. Coloque os barquinhos em uma assadeira e leve-os para gratinar a uma temperatura de 150°C, por 10 minutos.
- **Outras opções de preparo:** Acrescente outros vegetais à massa de abobrinha, como, por exemplo, couve-flor, couve, salsão, cenoura etc.

QUE DELÍCIA DE PAPINHA!

O barquinho do Topolino

Topolino, um ratinho muito esperto,
queria conhecer o mar aberto.
Mas não era um bom marinheiro,
só tinha nadado na pia do banheiro.

Topolino não queria desistir da aventura!
Vejam só que grande loucura:
uma folha lhe serviu de canoa,
mas logo descobriu que não era uma boa!

De pesado foi ao fundo,
mas, por sorte, ainda não estava no mar profundo.
O vento também quis ajudar,
mas os ratinhos não foram feitos para voar.

Não são como borboletas com suas asas coloridas,
nem como as aves, de penas providas.
Tristonho, Topolino foi ao jardim,
e na sua aventura quase pôs um fim.

Uma abobrinha da horta se levantou,
teve uma ideia que logo compartilhou:
da sua casca fez um barquinho
e ao mar levou o nosso ratinho.

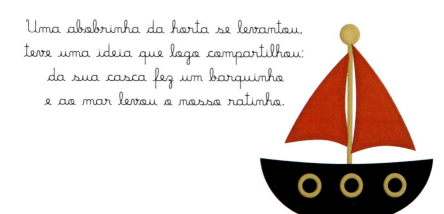

2. Pratos principais à base de carnes, peixes e ovos – fonte de proteínas

Rolinhos de presunto

Ingredientes

- 80 g de presunto (2 fatias);
- 30 g de arroz;
- 30 g de queijo mozarela;
- 1 ovo;
- 100 g de pão ralado ou farinha de rosca.

Modo de preparo

- **Preparação:** Lave e escorra o arroz. Corte a mozarela em cubinhos. Quebre o ovo em uma vasilha e bata com um garfo.
- **Cozimento:** Cozinhe o arroz de modo que fique com uma consistência mole; deixe esfriar e misture-o com a mozarela até formar uma massa homogênea. Coloque as fatias de presunto sobre a tábua de carne, coloque o recheio de arroz com mozarela, enrole-as, passe-os no ovo batido e, em seguida, no pão ralado. Coloque os rolinhos em uma assadeira sobre uma folha de papel manteiga e leve ao forno a uma temperatura de 160°C por 30 minutos.
- **Para servir:** Coloque os rolinhos sobre a tábua de carne e com uma faca serrilhada corte-os ao meio; coloque-os no prato com cuidado, deixe amornar e sirva.
- **Outras opções de preparo:** É possível adicionar ao prato um molho cru de vegetais (cenouras, tomates, salsão) ou um purê ralo feito com batatas ou com outro legume cozido. Se preferir use o arroz para risoto (arbório ou carnaroli).

Suflê de carne

Ingredientes

- 50 g de carne de vitela, frango ou peru;
- 1 ovo;
- 50 g de pão ralado ou farinha de rosca;
- 200 g de molho bechamel;

Para um litro de molho bechamel:

- 100 ml de azeite de oliva extravirgem;
- 120 g de farinha integral;
- 1 litro de leite;
- 1 folha de louro.

Modo de preparo

- **Preparação:** Retire toda a gordura da carne e corte-a em pedaços pequenos. Prepare os ingredientes para o molho bechamel. Unte uma forminha de alumínio com um pouco de azeite e polvilhe com pão ralado.
- **Cozimento:** Cozinhe a carne por 20 minutos em água fervente. Enquanto a carne cozinha, prepare o molho bechamel: ferva o leite com a folha de louro; em uma panela, coloque o azeite e a farinha e leve para cozinhar em fogo brando, misturando bem os ingredientes até obter uma massa homogênea; incorpore o leite fervido em três etapas, sempre mexendo bem, para evitar a formação de grumos (se quiser, coloque uma pitada de sal); cozinhe por 5 minutos em fogo brando, retire a quantidade desejada para este prato e guarde o restante na geladeira. Adicione o ovo ao molho bechamel, acrescente a carne cozida e despeje na forminha de alumínio. Leve ao forno por 30 minutos a uma temperatura de 160°C.
- **Para servir:** Retire do forno e desenforme diretamente no prato, deixe amornar e sirva.

- **Outras opções de preparo:** É possível adicionar ao creme bechamel todos os tipos de vegetais, carnes, peixes ou, ainda, arroz e fruta. Pode-se substituir o leite pelo caldo de cozimento de carnes ou de vegetais.

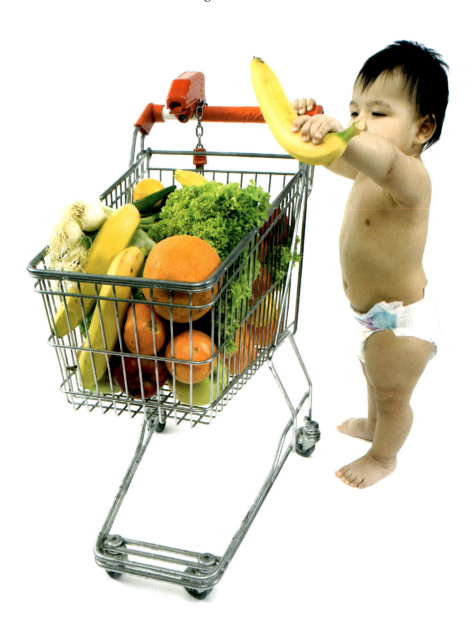

Filé ao limão

Ingredientes

- 80 g de filé de carne;
- 2 colheres de sopa de suco de limão;
- 10 alcaparras;
- 1 colher de chá de farinha de trigo;
- 1 colher de sopa de azeite de oliva extravirgem.

Modo de preparo

- **Preparação:** Limpe bem a carne, retirando toda a gordura do filé. Lave e esprema o limão. Deixe as alcaparras de molho em água filtrada por 10 minutos.
- **Cozimento:** Aqueça uma frigideira antiaderente. Frite o filé sem nenhum tempero por 5 minutos, vire e deixe fritar por mais 5 minutos. Retire o filé da panela e reserve. Coloque na frigideira o suco de limão e a farinha diluída em um pouco de água filtrada. Cozinhe em fogo brando por 5 minutos, mexendo com um batedor de modo a obter uma massa lisa. Acrescente as alcaparras, cozinhe por mais 2 minutos e despeje a massa no liquidificador. Adicione o azeite e bata bem, até obter um molho homogêneo e cremoso (prove e, se quiser, adicione uma pitada de sal).
- **Para servir:** Coloque o filé em um prato e despeje o molho por cima.
- **Outras opções de preparo:** O mesmo procedimento pode ser usado para carnes brancas, de frango, peru ou peixe.

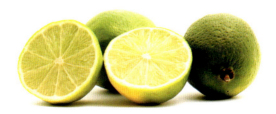

Croquete do cordeirinho

Ingredientes

- 100 g de carne de cordeiro;
- 1 ovo;
- miolo de um pãozinho;
- 1 colher de sopa de leite;
- 20 g de farinha de trigo.

Modo de preparo

- **Preparação:** Corte a carne de cordeiro em tiras finas. Amoleça o miolo do pão no leite. Quebre o ovo e coloque todos esses ingredientes no liquidificador (se quiser, adicione uma pitada de sal). Bata até obter uma mistura homogênea. Retire a massa do liquidificador e com as mãos enfarinhadas faça pequenos croquetes.
- **Cozimento:** Passe os croquetes na farinha de trigo e coloque-os em uma assadeira antiaderente, sobre uma folha de papel manteiga. Leve ao forno por 20 minutos, a uma temperatura de 160°C.
- **Para servir:** Coloque os croquetes no prato, deixe amornar e sirva.
- **Outras opções de preparo:** É possível adicionar legumes e verduras à massa dos croquetes; substituir a carne de cordeiro por outros tipos de carne (vitela, frango, peru, peixe); substituir a farinha de trigo por farinha de arroz.

QUE DELÍCIA DE PAPINHA!

O rock do cordeirinho

Um cordeirinho branquinho
vivia no pasto sempre sozinho.
Cansado daquela vida sem graça,
quis se tornar um artista conhecido na praça.

Mas qual arte escolher?
Qual o seu dom? O que saberia fazer?
Atleta, escultor, dançarino ou pintor?
Decidiu-se enfim pela carreira de cantor.

Montou uma banda de rock,
conhecida pelos sons cric e croc.
Fez turnês pelo mundo inteiro:
cric e croc de janeiro a janeiro.

E agora, no seu pratinho,
o cric e croc do cordeirinho.
Curta o som do rock,
no ritmo do cric e croc!

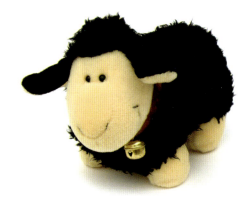

Buquês tricolores

Ingredientes

- 250 g de vagem;
- 1 fatia de presunto;
- 1 fatia de mozarela;
- 1 colher de chá de azeite de oliva extravirgem.

Modo de preparo

- **Preparação:** Limpe as vagens, retirando as extremidades e lave-as muito bem. Separe a fatia de presunto e a de mozarela.
- **Cozimento:** Coloque as vagens em uma panela com água fervente e deixe cozinhar, em fogo brando, por 5 minutos. Escorra e coloque-as imediatamente em uma vasilha com água e gelo. Quando estiverem frias, escorra e seque-as com papel toalha. Separe as vagens em três porções. Enrole a primeira porção com a fatia de presunto, a segunda com a fatia de mussarela e deixe a terceira porção ao natural. Coloque os buquês em uma assadeira e leve-os ao forno por 10 minutos a uma temperatura de 160°C.
- **Para servir:** Coloque os buquês no prato, deixe amornar e regue com um pouco de azeite.
- **Outra opção de servir:** Pode-se servir os buquês tricolores acompanhados de purê de legumes.

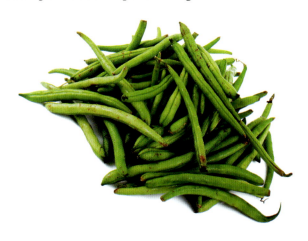

Torrada francesa

Ingredientes

- 1 fatia de pão de fôrma de 1,5 cm de espessura;
- 1 ovo;
- 50 ml de leite;
- 20 g de manteiga;
- 50 g de ervilha fresca;
- 1 colher de chá de azeite de oliva extravirgem.

Modo de preparo

- **Preparação:** Bata o ovo com o leite e uma pitada de sal em uma vasilha pequena. Coloque a fatia de pão de fôrma em um prato fundo. Despeje o ovo com o leite batido sobre a fatia de pão e deixe absorver. Lave as ervilhas.
- **Cozimento:** Cozinhe as ervilhas por 10 minutos em uma panela com ½ litro de água fervente. Escorra e reserve. Enquanto as ervilhas cozinham, coloque a manteiga em uma frigideira antiaderente e leve ao fogo para derreter. Frite a fatia de pão, até que os dois lados fiquem com uma bela cor dourada.
- **Para servir:** Coloque a fatia de pão em um prato, despeje as ervilhas sobre ela e regue com azeite.
- **Outras opções de preparo:** Coloque a fatia de pão sobre uma folha de papel manteiga e leve ao forno por 10 minutos a uma temperatura de 160°C. Pode-se colocar queijos cremosos sobre a fatia de pão.

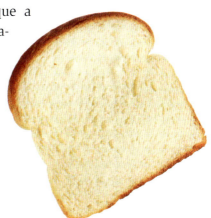

Omelete de espinafre

Ingredientes

- 1 ovo;
- 50 g de espinafre fresco;
- 20 g de queijo parmesão ralado;
- 1 colher de chá de azeite de oliva extravirgem.

Modo de preparo

- **Preparação:** Lave muito bem o espinafre. Bata o ovo com o queijo parmesão.
- **Cozimento:** Cozinhe o espinafre por 2 minutos em uma panela de bordas não muito altas, com ½ litro de água fervente. Escorra, deixe amornar, esprema levemente para retirar o excesso de água e corte-o em tiras bem finas. Misture o espinafre ao ovo batido com o queijo. Aqueça uma pequena frigideira antiaderente, coloque o azeite e logo em seguida a mistura. Mexa com um garfo até obter um creme semissólido. Incline a frigideira e empurre a omelete em direção à borda inclinada e enrole a omelete, fazendo um rolinho. (Quando conseguir fazer um belo rolinho com a parte interna da omelete ainda mole, você terá atingido a perfeição!)
- **Para servir:** Coloque a omelete no prato, deixe amornar e sirva.
- **Outras opções de preparo:** Substitua o espinafre por purê de legumes. É possível também fazer uma versão doce, substituindo o espinafre e o queijo por fruta cozida e polvilhando com açúcar ou regando com mel a omelete, ou ainda pode-se colocar geleia no centro da omelete durante o cozimento.

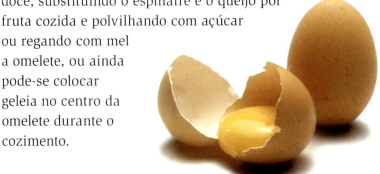

Forminha de alcachofras

Ingredientes

- 1 ovo;
- 1 alcachofra;
- 10 g de salsinha;
- 10 g de farinha de trigo;
- 1 colher de chá de azeite de oliva extravirgem.

Modo de preparo

- **Preparação:** Limpe bem a alcachofra, retirando as folhas externas, geralmente mais duras. Retire a pele do caule com uma faquinha. Corte a ponta da alcachofra com uma faca serrilhada, deixando 2 cm de folhas. Retire os filamentos internos da alcachofra. Bata o ovo com a salsinha e uma pitada de sal e adicione a farinha de trigo. Unte uma forminha de alumínio com a base removível.
- **Cozimento:** Corte a alcachofra ao meio e, a seguir, em fatias finas. Cozinhe as fatias de alcachofra em ½ litro de água fervente por 10 minutos. Escorra e misture à massa feita com o ovo, a farinha e salsinha. Coloque a massa na forma e leve ao forno por 10 minutos a uma temperatura de 160°C.
- **Para servir:** Retire do forno, desenforme e regue com um pouco de azeite.
- **Outras opções de preparo:** Substitua a alcachofra por outros vegetais, queijos, carnes ou peixes.

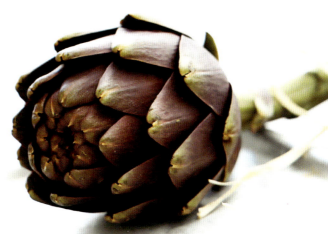

Flores de endívia

Ingredientes

- 4 folhas de endívia;
- 1 tomate sem pele e sem sementes;
- 50 g de queijo fresco ou ricota;
- 10 alcaparras.

Modo de preparo

- **Preparação:** Lave bem as folhas de endívia e coloque-as viradas sobre uma folha de papel toalha para secar. Deixe as alcaparras de molho, por 20 minutos, em uma vasilha com água filtrada. Lave bem o tomate e, com uma faquinha, faça um pequeno corte na pele. Leve ao fogo uma panelinha com água para ferver. Mergulhe o tomate por 10 segundos na água fervendo, retire-o da água e coloque-o imediatamente em água com gelo. Retire a pele com ajuda de uma faquinha. Corte o tomate em quatro partes, retire as sementes e corte-o em cubinhos. Misture o tomate ao queijo e recheie as folhas de endívia.
- **Para servir:** Coloque as folhas de endívia em um prato formando uma flor e decore com as alcaparras.
- **Outras opções de preparo:** O recheio pode ser utilizado com outros tipos de saladas, para rechear tomates, alcachofras ou batatas cozidas.

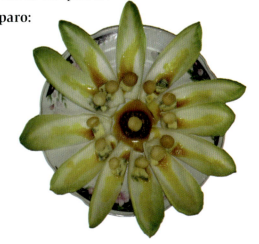

Linguado com ervas aromáticas

Ingredientes

- 1 linguado fresco;
- suco de limão;
- 1 folha fresca de louro;
- 2 folhas frescas de sálvia;
- 1 ramo pequeno de alecrim.

Modo de preparo

- **Preparação:** Limpe bem o linguado, retirando a pele e as espinhas. (Se preferir, peça ao próprio peixeiro para limpar o peixe ou escolha filés já previamente limpos.) Lave, seque e pique as ervas aromáticas. Regue o peixe com o suco de limão. Salpique o peixe com uma pitada de sal e as ervas e coloque um pouco de ervas, também, sob o peixe. Embrulhe o linguado em papel alumínio.
- **Cozimento:** Coloque o peixe em uma forma e leve ao forno para assar por 30 minutos a uma temperatura de 150°C.
- **Para servir:** Retire o peixe do forno, abra a embalagem, retire o linguado e, com auxílio de um garfo e de uma colher, retire cuidadosamente, apenas os filés. Após retirar a carne, descarte as espinhas e as extremidades.
- **Outras opções de preparo:** Substitua as ervas por molho de tomates natural, purê de batatas, de salsão, de couve-flor etc.

Truta com cogumelos

Ingredientes

- 1 filé de truta;
- 50 g de cogumelo tipo *porcini* fresco ou 5 g de *funghi secchi*;
- 5 g de salsinha;
- suco de limão;
- 1 colher de chá de azeite de oliva extravirgem.

Modo de preparo

- **Preparação:** Lave e limpe muito bem o filé de truta, retirando todas as espinhas. Limpe muito bem os cogumelos utilizando uma escovinha e lave-os muito bem. (Caso opte pelos *funghi secchi*, lave-os bem com uma escovinha e deixe-os de molho em água filtrada por 2 horas.) Escorra e lave-os novamente para retirar qualquer resquício de terra. Corte os cogumelos em fatias finas. Pique a salsinha. Forre uma assadeira com uma folha de papel alumínio e, sobre ela, disponha o filé de truta. Regue com o suco de limão e salpique uma pitada de sal. Coloque as fatias de cogumelos sobre o peixe, polvilhe a salsinha e regue com azeite. Embrulhe o peixe.
- **Cozimento:** Leve o peixe para assar por 30 minutos à temperatura de 130°C.
- **Para servir:** Retire a assadeira do forno, retire a truta do papel alumínio, deixe amornar e sirva.
- **Outras opções de preparo:** Podem-se usar outros tipos de cogumelos, cozidos ou grelhados, e vegetais como abobrinhas, por exemplo. É possível, também, assar o filé de truta com erva-doce: fatie a erva-doce e pique as suas folhas; cozinhe-as em pouca água, escorra e cubra a truta; leve para assar embrulhada no papel alumínio.

QUE DELÍCIA DE PAPINHA!

Uma truta aventureira

A truta não queria mais no rio nadar.
Como os pássaros, queria voar,
o mundo todo conhecer
e muitas amizades fazer.

Um cogumelo à margem do rio,
as suas queixas, sem querer, ouviu.
— Um peixe fora d'água? Isso nunca se viu!
E na gargalhada, sem querer, caiu.

A truta ficou muito ofendida,
quietinha ficou em um cantinho escondida.
O cogumelo arrependido, convidou-a para brincar
e para juntos muitas estripulias aprontar.

O tempo passou, mas a amizade resiste.
A truta já não está mais triste.
Tem um amigo com o qual
muitas aventuras pode viver, afinal.

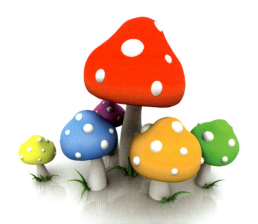

Ensopado de moleja de vitela

Ingredientes

- 50 g de moleja de vitela;
- 100 g de tomate sem pele e sem sementes;
- 5 g de salsinha;
- 1 colher de sopa de azeite de oliva extravirgem;
- 100 ml de leite;
- 100 ml de água filtrada.

Para o caldo:

- 20 g de aipo;
- 20 g de cebola branca;
- 1 folha de louro.

Modo de preparo

- **Preparação:** Deixe a moleja de molho em água filtrada por 30 minutos. Lave e limpe os vegetais, retirando as partes supérfluas. Lave e pique bem a salsinha. Lave bem os tomates e, com uma faquinha, faça um pequeno corte na pele. Leve ao fogo uma panelinha com água para ferver. Mergulhe os tomates, um a um, por 10 segundos na água fervendo, retire-os da água e coloque-os imediatamente em água com gelo. Retire a pele com ajuda de uma faquinha. Corte os tomates em quatro partes, retire as sementes e corte em cubinhos.
- **Cozimento:** Leve ao fogo uma panela com ½ litro de água, deixe ferver. Ao levantar fervura, coloque o aipo, a cebola, a folha de louro e uma pitada de sal e deixe cozinhar por 5 minutos, em fogo brando. Adicione a moleja e cozinhe por mais 15 minutos. Após o cozimento, resfrie rapidamente a moleja, retire a pele e coloque-a em uma assadeira com tampa. Distribua os tomates, a salsinha e o azeite sobre a moleja. Regue com o leite e a água. Cubra a assadeira e leve ao forno por 30 minutos a uma temperatura de 150°C.

QUE DELÍCIA DE PAPINHA!

- **Para servir:** Coloque a moleja em um prato, regue com o caldo, deixe amornar e sirva.
- **Outras opções de preparo:** Cubra a moleja com molho bechamel e leve ao forno em uma forma sem tampa. Após o cozimento, polvilhe queijo parmesão ralado e leve para gratinar.

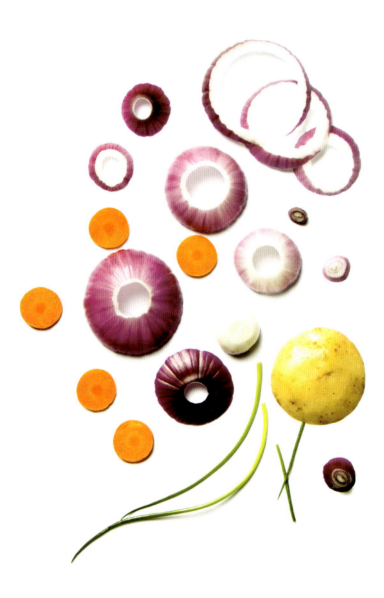

3. Sobremesas

Omelete de maçãs

Ingredientes

- 130 ml de leite;
- 50 g de farinha de trigo;
- 1 ovo;
- 1 maçã.

Modo de preparo

- **Preparação:** Bata 65 ml de leite com a gema e a farinha até obter uma mistura homogênea. Adicione o restante do leite, mexendo bem para não formar grumos. Bata a clara em neve bem firme e adicione à massa. Lave bem a maçã, descasque-a e corte-a em fatias de 0,5 cm de espessura.
- **Cozimento:** Aqueça uma frigideira antiaderente que possa ir ao forno. Coloque metade da massa e cubra com as fatias de maçãs. Despeje o restante da massa sobre as maçãs. Leve ao forno por 20 minutos a uma temperatura de 150°C.
- **Para servir:** Coloque a omelete em um prato, polvilhe com açúcar e canela e sirva morna ou fria.
- **Outras opções de preparo:** Pode-se utilizar qualquer outro tipo de fruta.

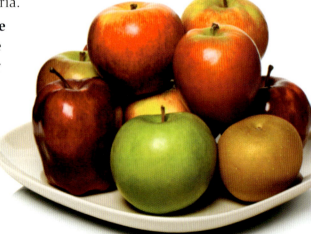

Semolina com maçãs

Ingredientes

- 1 maçã;

Para semolina do tipo cremoso:

- 25 g de semolina;
- 250 ml de água.

Para semolina do tipo duro:

- 50 g de semolina;
- 250 ml de água.

Modo de preparo

- **Preparação:** Lave bem a maçã e deixe-a de molho em uma vasilha com água filtrada por 30 minutos.
- **Cozimento:** Dissolva a semolina com um pouco de água. Coloque o restante da água em uma panelinha e leve para ferver. Quando levantar fervura, coloque a semolina e cozinhe, por 20 minutos, em fogo brando. Nesse meio tempo, rale a maçã.
- **Para servir:** Misture a maçã à semolina, deixe amornar e sirva.
- **Outras opções de preparo:** Para a semolina tipo duro: corte-a em losangos, passe-a em um ovo batido e no pão ralado; coloque-a sobre uma folha de papel alumínio e leve ao forno por 20 minutos a uma temperatura de 160°C. Substitua a maçã por outras frutas, como banana, pera, damasco ou pêssego.

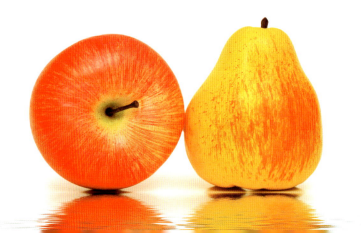

Doce de ricota

Ingredientes

- 30 g de ricota;
- 1 colher de mel;
- 1 colher de suco de limão;
- 1 pêssego.

Modo de preparo

- **Preparação:** Lave bem o pêssego e deixe-o de molho em água filtrada por 30 minutos. Corte-o em pedaços pequenos. Forre uma forminha de alumínio com filme plástico.
- **Para servir:** Coloque a ricota em uma pequena vasilha, adicione o mel e o suco de limão. Com uma colher, misture muito bem. Adicione ¾ da quantidade de pêssego picado, misture novamente. Coloque o creme na forminha, comprimindo bem o conteúdo na forma. Leve à geladeira por uma hora. Retire da geladeira, desenforme o doce em um prato, retire o filme plástico delicadamente, decore com um pouco de pêssegos picados e sirva.
- **Outras opções de preparo:** Sirva esse doce com purê de frutas frescas batidas no liquidificador: coloque o purê em um prato e desenforme o doce sobre o purê. Se preferir, faça uma calda de laranja para acompanhar o doce de ricota: ferva o suco de laranja e adicione um pouco de amido de milho. Pode-se servir o doce, sem enformá-lo, colocando-se duas colheradas de creme diretamente no prato.

Biscoitos de aveia

Ingredientes

- 25 g de farinha de trigo;
- 100 g de flocos de aveia;
- 100 g de mel;
- 100 g de manteiga derretida;
- 200 ml de leite.

Modo de preparo

- **Preparação:** Coloque o leite e os flocos de aveia em uma vasilha e leve à geladeira por 2 horas. Retire a massa da geladeira e adicione os outros ingredientes, misturando bem até obter uma massa homogênea.
- **Cozimento:** Despeje o conteúdo em uma assadeira sobre uma folha de papel manteiga. Nivele bem e leve ao forno por 20 minutos a uma temperatura de 180°C.
- **Para servir:** Retire do forno e desenforme, colocando o papel com a massa sobre um tabuleiro. Corte em retângulos ou em outros formatos e sirva os biscoitos quentes ou frios.
- **Outras opções de preparo:** Adicione frutas à massa antes de levá-la ao forno, tais como: ameixas secas, damasco, maçã, pera etc.

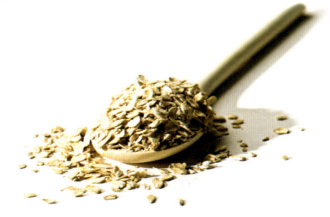

Pudim de pão

Ingredientes

- 2 ou 3 pãezinhos amanhecidos;
- 1 ovo;
- 200 ml de leite;
- 1 colher de sopa cheia de geleia.

Modo de preparo

- **Preparação:** Corte os pãezinhos em fatias de 1 cm de espessura. Bata o leite com o ovo e a geleia no liquidificador. Disponha as fatias de pão em uma fôrma, despeje o creme batido e leve à geladeira por 10 minutos.
- **Cozimento:** Leve ao forno por 30 minutos a uma temperatura de 160°C
- **Para servir:** Deixe amornar e sirva.
- **Outras opções de preparo:** Adicione frutas frescas à massa: pera, damascos, maçã, melão. Pode-se servir o pudim com um purê feito com uma dessas frutas.

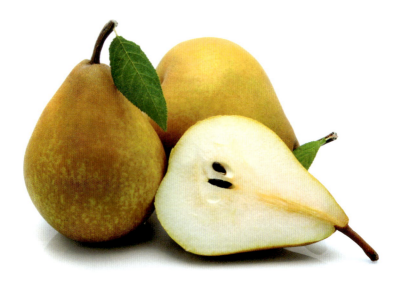

Torta de maçãs

Ingredientes

- 100 g de farinha de trigo;
- 25 g de fécula de batata;
- 1 ovo;
- 2 colheres de sopa de açúcar;
- 2 maçãs verdes;
- 8 g de fermento em pó.

Modo de preparo

- **Preparação:** Lave bem as maçãs e deixe-as de molho por 30 minutos em água filtrada. Bata o ovo com o açúcar na batedeira até obter uma mistura clara e espumosa. Retire a vasilha da batedeira e acrescente a farinha, a fécula de batata e o fermento. Misture bem com um batedor firme. Forre uma forma para tortas com papel manteiga e despeje a massa. Corte as maçãs ao meio, retire as sementes e corte em fatias de 2-3 milímetros cada. Distribua as fatias sobre a massa.
- **Cozimento:** Leve ao forno por 30 minutos a uma temperatura de 160°C.
- **Para servir:** Retire do forno e desenforme com o papel. Sirva a torta morna ou fria.
- **Outras opções de preparo:** Substitua as maçãs por peras, damascos, mangas, ameixas, uvas etc.

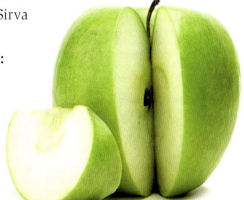

Torta de abóbora

Ingredientes

- 1 kg de abóbora;
- 2 ovos;
- 100 g de açúcar;
- canela a gosto;
- ½ litro de leite;
- 250 g de massa podre.

Modo de preparo

- **Preparação:** Lave bem a abóbora, descasque-a, elimine as sementes e corte a polpa em pedaços pequenos. Unte e polvilhe com farinha de trigo uma forma para tortas de fundo removível. Forre-a com a massa podre.

- **Cozimento:** Cozinhe bem a abóbora no leite, em fogo brando, por no mínimo 30 minutos. Escorra, deixe amornar e bata no liquidificador. Bata os ovos com o açúcar até obter uma mistura bem clara. Adicione a canela e a abóbora batida, despeje o composto na forma e modele uniformizando e nivelando a superfície. Leve ao forno por 45 minutos a uma temperatura de 160°C.

- **Para servir:** Retire do forno, deixe esfriar, desenforme e sirva a torta morna ou fria.

- **Outras opções de preparo:** É possível substituir a massa podre por massa folhada.

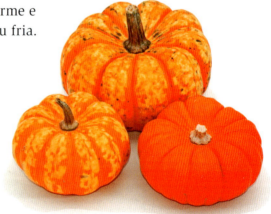

QUE DELÍCIA DE PAPINHA!

A abóbora mágica

A abóbora mágica estava cansada
de tanto esperar pela doce e bela fada,
que iria transformá-la, afinal,
em uma linda carruagem de cristal.

Achou que poderia encontrar sozinha
outra vida, sem precisar da fada madrinha.
Fugiu e veio bater à nossa porta
e decidiu ir morar em uma torta.

Queria oferecer de todo o coração
o seu sabor, a sua coloração.
Aqui está a torta que preparei.
Agradeça à abóbora esta torta de rei.

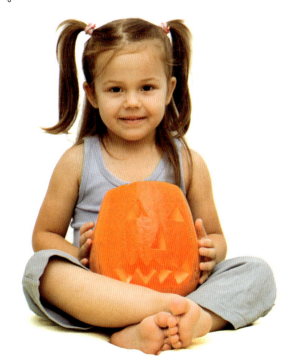

Bolo de iogurte

Ingredientes

- 400 g de farinha de trigo;
- 1 pote pequeno de iogurte;
- 200 g de açúcar;
- 50 g de óleo de milho;
- 16 g de fermento em pó;
- 3 ovos.

Modo de preparo

- **Preparação:** Bata os ovos com o açúcar na batedeira até obter uma mistura clara e espumosa. Adicione o iogurte, a farinha, o fermento e o óleo de milho, misture bem até obter uma massa homogênea.
- **Cozimento:** Despeje o conteúdo em uma forma sobre uma folha de papel manteiga. Nivele bem e leve ao forno por 40 minutos a uma temperatura de 160°C.
- **Para servir:** Retire do forno, desenforme mantendo o papel para proteção. Corte em fatias e sirva o bolo morno ou frio.
- **Outras opções de preparo:** Recheie o bolo com geleia de fruta: pode-se usar geleias de groselha, mirtilos, framboesas, amoras e outras. Outra opção é simplesmente cobrir o bolo, espalhando a geleia sobre ele.

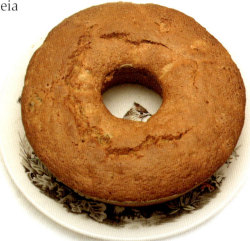

Sonho de frutas

Ingredientes

- 100 g de farinha de trigo;
- 1 ovo;
- 4 g de fermento em pó;
- 1 maçã verde;
- 20 g de uva doce sem sementes (thompson, centennial, crimson ou sultanina);
- ½ litro de óleo de milho ou girassol;
- 20 g de açúcar de confeiteiro.

Modo de preparo

- **Preparação:** Quebre o ovo em uma vasilha e bata bem. Lave bem a maçã e deixe-a de molho por 30 minutos em água filtrada. Retire as sementes e corte-a em pedaços pequenos. Misture a maçã, a uva, a farinha e o fermento ao ovo batido. Misture muito bem, leve à geladeira por 10 minutos.
- **Cozimento:** Aqueça o óleo, em fogo brando, em uma panela de bordas baixas. Frite 2 ou 3 colheradas de massa por vez no óleo quente, até obter bolinhos dourados e crocantes. Retire-os com a escumadeira e seque-os em papel toalha.
- **Para servir:** Coloque-os em um prato e polvilhe açúcar de confeiteiro. Deixe amornar e sirva.
- **Outras opções de preparo:** Substitua a maçã por outras frutas com polpa. Se preferir, leve os bolinhos ao forno, sobre uma folha de papel manteiga, evitando, assim a fritura. Outra opção é não misturar as frutas na massa e, depois de assados ou fritos, rechear os bolinhos com geleia.

Pasteizinhos de maçã

Ingredientes

- 100 g de maçã;
- 25 g de ricota;
- 90 g de farinha de trigo;
- 30 ml de leite;
- 4 g de fermento em pó;
- 30 g de açúcar.

Modo de preparo

- **Preparação:** Lave bem a maçã e deixe-a de molho por 30 minutos em água filtrada. Misture o leite com a ricota e o açúcar. Adicione a farinha e o fermento, trabalhe a massa até obter um composto liso. Coloque a massa em um prato com farinha, cubra com filme plástico e leve à geladeira por 10 minutos. Retire as sementes das maçãs e corte-as em cubinhos. Abra a massa com o rolo de macarrão e faça 4 discos de 10 cm de diâmetro. Coloque as maçãs sobre a metade do disco de massa, umedeça as bordas com um pouco de água filtrada e feche a massa em formato de meia-lua. Pressione bem as bordas para fechar a massa e evitar que o recheio saia. Polvilhe açúcar.
- **Cozimento:** Forre uma forma com papel manteiga e coloque os pasteizinhos sobre ele. Leve ao forno por 30 minutos a uma temperatura de 160°C.
- **Para servir:** Retire do forno, coloque em um prato e sirva os pasteizinhos mornos ou frios.
- **Outras opções de preparo:** Sirva com molhos à base de frutas.

Quem pegou minha maçã?

Quem pegou a maçã da fruteira,
que eu queria levar na minha lancheira?
Até hoje de manhã estava bem aqui,
e agora eu só vejo um caqui.

Estou ficando bem zangado,
aborrecido e abilolado.
Se eu não achar a minha maçã,
não vou pra escola hoje de manhã.

Calma, calma, pra que tanto azedume,
foi a mamãe que, como de costume,
quis fazer para você uma surpresa
e preparou uma linda sobremesa.

Inventou um pastelzinho crocante!
Foi mesmo uma ideia brilhante!
Prove, sinta a sua doçura e maciez
e lamba os dedos de uma vez!

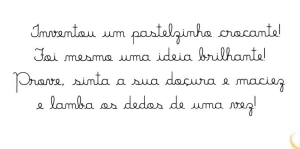

Creme de ameixas

Ingredientes

- 100 g de ameixas sem caroço;
- 250 g iogurte;
- suco de ½ limão;
- casca de laranja ou de limão;
- 10 g de *pinoli*.

Modo de preparo

- **Preparação:** Coloque as ameixas de molho em uma vasilha com água filtrada e deixe na geladeira por uma noite.
- **Cozimento:** Coloque as ameixas em uma panela com ½ litro de água fria e leve ao fogo. Quando levantar fervura, acrescente a casca de laranja ou de limão e deixe cozinhar em fogo brando por 30 minutos. Após o cozimento, escorra as ameixas e bata-as no liquidificador até obter um creme homogêneo. Coloque os *pinoli* em uma forma e leve-os ao forno para tostar por 5 minutos a uma temperatura de 180°C. Pique os *pinoli*.
- **Para servir:** Bata o iogurte e adicione-o ao creme de ameixas, misturando levemente, de modo a obter um creme marmorizado. Coloque o creme em taças de sobremesa e decore com os *pinoli*. Mantenha na geladeira e sirva o creme frio.

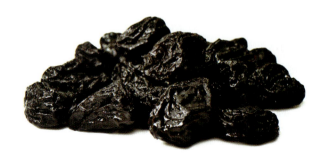

Creme de laranja

Ingredientes

- 3 colheres de mingau de milho ou creme de arroz;
- 400 ml de leite;
- 1 laranja;
- 1 ovo;
- 2 colheres de açúcar.

Modo de preparo

- **Preparação:** Quebre o ovo e separe a gema da clara. Prepare o mingau de milho ou o creme de arroz conforme as instruções do fabricante numa vasilha. Adicione a gema e misture bem. Leve à geladeira por 30 minutos. Bata as claras em neve com o açúcar em ponto bem firme. Lave bem a laranja, raspe a casca e reserve. Retire, então, a parte branca da laranja, corte-a em gomos e deixe-os em uma vasilha com seu próprio suco.

- **Cozimento:** Retire o creme de milho ou arroz da geladeira, despeje-o em uma panelinha antiaderente e após levantar fervura, deixe cozinhar em fogo brando por 5 minutos, mexendo sempre com uma colher de pau. Adicione as raspas da casca da laranja e as claras em neve. Mexa delicadamente. Deixe cozinhar por mais 5 minutos em fogo muito brando.

- **Para servir:** Coloque os gomos de laranja no fundo das taças, cubra com o creme e conserve na geladeira. Sirva o creme frio.

- **Outras opções de preparo:** Adicione frutas com polpa cozidas em água e açúcar por 5 minutos. Para estimular o sentido da visão, pode-se colocar a fruta sobre o creme.

Leite com morangos

Ingredientes

- 200 ml de leite;
- 100 g de morangos;
- 1 colher de açúcar.

Modo de preparo

- **Preparação:** Lave e limpe muito bem os morangos. Corte-os em fatias finas e coloque-as em uma vasilha. Cubra com o leite. Deixe descansar na geladeira por 6 horas.
- **Para servir:** Despeje o conteúdo no copo do liquidificador e bata muito bem. Se desejar, coe o suco e sirva-o frio ou quente.
- **Outras opções de preparo:** Substitua os morangos por framboesas ou amoras.

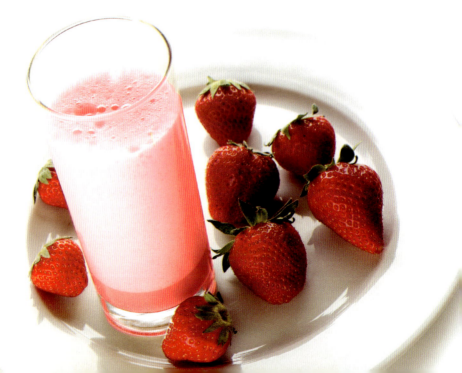

QUE DELÍCIA DE PAPINHA!

Leite vermelho

Nunca se viu um leite vermelho.
Toda criança quer meter o bedelho.
E saber se foi um cientista malucão
que pôs no leite uma estranha poção.

Para saber a resposta,
experimente e adivinhe do que é composta
esta bebida vermelha de sabor especial.
Tem uma fruta... você sabe qual?

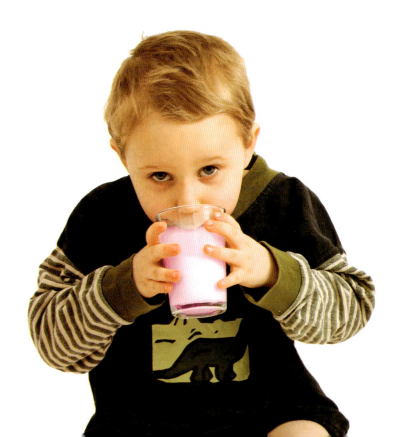

Vitamina de leite com laranja

Ingredientes

- 250 ml de leite gelado;
- suco de uma laranja;
- raspas de casca de laranja;
- 50 g de ricota;
- 1 colher de açúcar.

Modo de preparo

- **Preparação:** Bata o leite gelado com o suco de laranja e a ricota. Adicione o açúcar, misture muito bem até obter uma mistura lisa e cremosa. Raspe a casca de laranja.
- **Para servir:** Despeje a vitamina no copo, decore com algumas gotas de suco de laranja e com as raspas da casca de laranja.
- **Outras opções de preparo:** Substitua a laranja por outras frutas da estação como, morangos, peras, ameixas, framboesas, amoras etc. e siga o mesmo procedimento para o preparo.

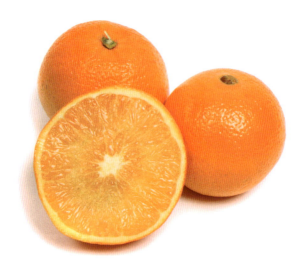

Arroz doce com frutas

Ingredientes

- 50 g de arroz;
- 20 g de açúcar;
- 20 g de manteiga;
- 2 pêssegos frescos;
- 2 ameixas secas sem caroço;
- 4 cerejas;
- 250 ml de leite;
- 2 gemas.

Modo de preparo

- **Preparação:** Quebre os ovos e separe as gemas das claras. Derreta a manteiga em banho-maria e adicione as gemas. Retire do banho-maria e despeje na vasilha da batedeira. Bata em velocidade máxima até obter uma massa clara. Retire as sementes das frutas e corte-as em pedaços pequenos.
- **Cozimento:** Ferva o leite, adicione o arroz e, 5 minutos antes do final do cozimento, adicione o açúcar. Em outra panela, com pouca água, cozinhe a fruta em pedaços por no mínimo 15 minutos. Escorra e reserve o líquido do cozimento. Escorra o arroz. Misture o arroz com o creme de ovos, adicione a fruta e misture bem. Leve ao fogo por mais 5 minutos. Despeje o conteúdo em uma fôrma untada e leve ao forno em banho-maria, por 25 minutos, a uma temperatura de 150ºC.
- **Para servir:** Despeje o líquido do cozimento das frutas em prato fundo, desenforme o arroz, colocando-o no centro do prato e sirva o doce morno ou frio.
- **Outras opções de preparo:** Substitua o arroz por cevada ou faça a receita sem as gemas.

A. GUALA • G. COMETTO • A. PELLAI • F. FESTA

Rocambole doce

Ingredientes

- 50 g de farinha de trigo;
- 2 ovos;
- 4 g de fermento em pó;
- 100 g de geleia de frutas;
- 1 colher de açúcar.

Modo de preparo

- **Preparação:** Quebre os ovos e separe as gemas das claras. Reserve uma das metades da casca de ovo. Coloque as gemas em uma vasilha da batedeira, adicione a medida relativa a ½ casca de ovo de água morna e o açúcar. Bata em velocidade máxima até obter uma massa lisa, cremosa e esbranquiçada. Em outra vasilha da batedeira, bata as claras em neve. Misture a farinha com o fermento e adicione às gemas. Misture bem e, por último, adicione as claras em neve. Forre uma fôrma com papel manteiga, despeje a massa sobre o papel e nivele de modo a deixar uma camada de massa de 2-3 milímetros. Bata a geleia com um garfo para retirar os grumos.
- **Cozimento:** Leve ao forno para assar por 10 minutos a uma temperatura de 180°C
- **Para servir:** Retire do forno, desenforme a massa sobre outra folha de papel manteiga, sem retirar a folha de papel manteiga original e deixe amornar. Após 10 minutos, retorne a massa à posição original, ou seja, sobre a folha de papel que foi ao forno. Espalhe sobre a massa uma fina camada de geleia macia, enrole delicadamente a massa, retirando o papel manteiga. Por fim, enrole o rocambole na folha de papel manteiga, feche as extremidades e torne a embrulhar, apertando energicamente, para eliminar as eventuais bolhas de ar. Conserve na geladeira por 2 horas. Retire do papel e corte em fatias. Em um

prato, coloque as fatias de maneira artística, formando flores, árvores, uma cabana etc.

- **Outras opções de preparo:** Sirva as fatias de rocambole em um prato fundo sobre uma vitamina de frutas, como se fosse uma sopa de frutas.

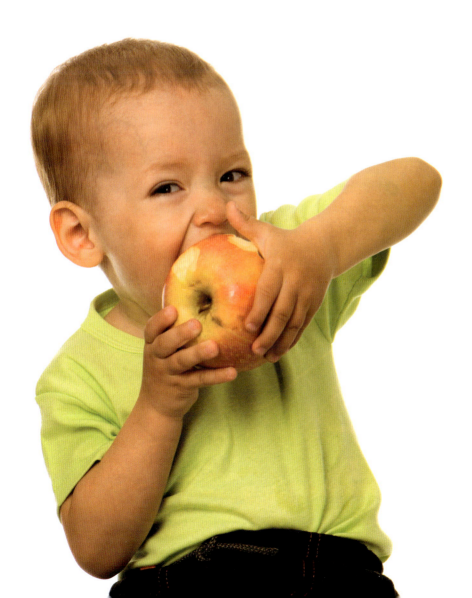

Panquecas de amora

Ingredientes

- 100 g de farinha de trigo;
- 1 ovo;
- 20 g de manteiga;
- 250 ml de leite;
- 2 colheres de sopa de geleia de amora;
- ½ colher de chá de casca de limão ralada.

Modo de preparo

- **Preparação:** Quebre o ovo e despeje o seu conteúdo em uma vasilha. Bata a clara com a gema por 2 minutos. Adicione 125 ml de leite, a farinha e misture bem até obter uma massa lisa. Adicione o leite restante, a casca do limão e deixe descansar por 10 minutos na geladeira.
- **Cozimento:** Molhe uma folha de papel toalha com um pouco de azeite de oliva extravirgem. Aqueça uma frigideira antiaderente pequena. Esfregue a folha de papel toalha untada na frigideira. Despeje ½ concha da massa e mexa a frigideira de modo que a massa se espalhe uniformemente pela frigideira, criando uma fina camada de massa. Cozinhe a panqueca por, no mínimo, 30 segundos de cada lado.
- **Para servir:** Retire da frigideira e coloque em um prato, deixe esfriar e espalhe uma camada fina de geleia. Enrole ou feche a panqueca em formatos diversos: em cone, como uma trouxinha, como um pacotinho ou em formato de envelope. Polvilhe açúcar e sirva.
- **Outras opções de preparo:** Pode-se rechear a panqueca com fruta cozida, ricota doce, sorvete ou creme de baunilha. A panqueca pode ser servida com um molho de frutas vermelhas: bata as frutas (morango, amora, framboesa) no liquidificador; cozinhe por 10 minutos em fogo brando e adicione uma colher de chá de suco de limão e uma colher de chá de mel.

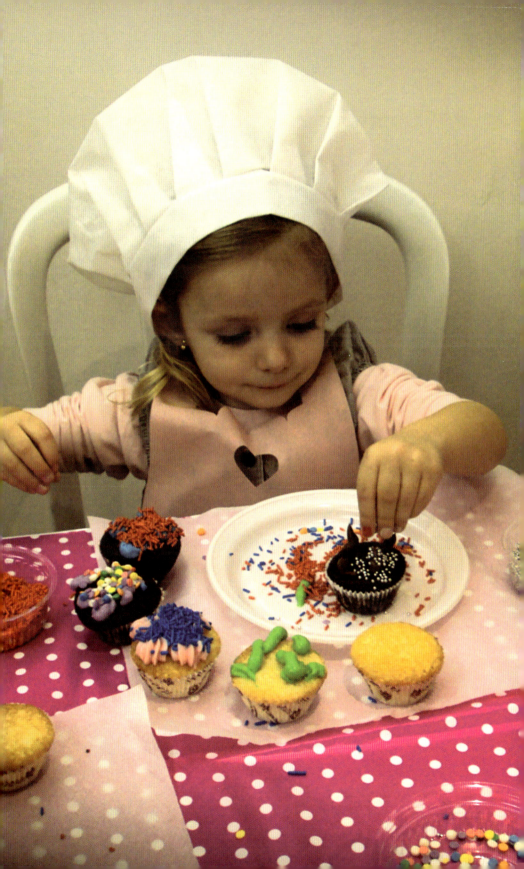

Impresso na gráfica da
Pia Sociedade Filhas de São Paulo
Via Raposo Tavares, km 19,145
05577-300 - São Paulo, SP - Brasil - 2014